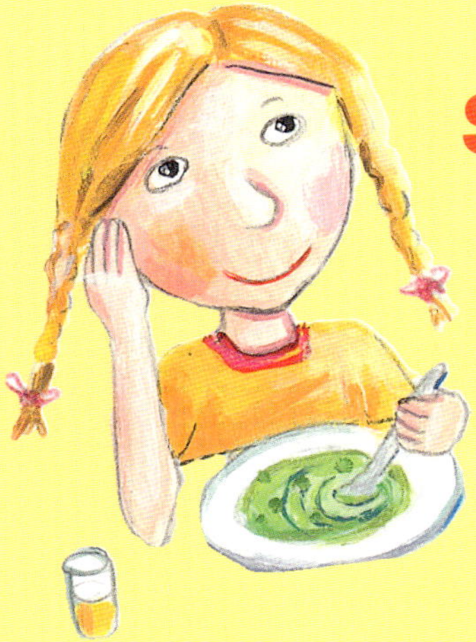

Schnell-Esser und
Langsam-Esser

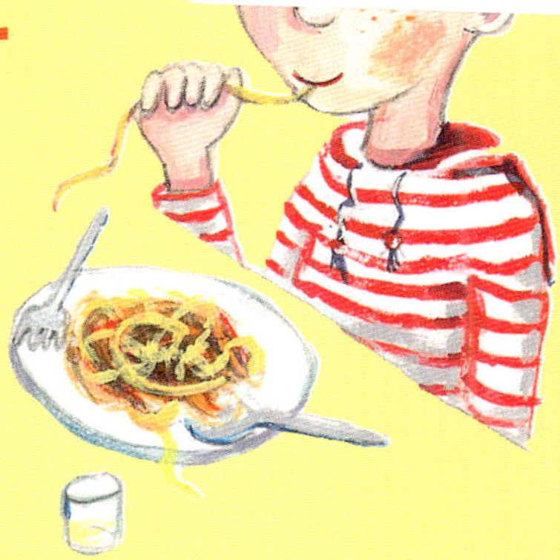

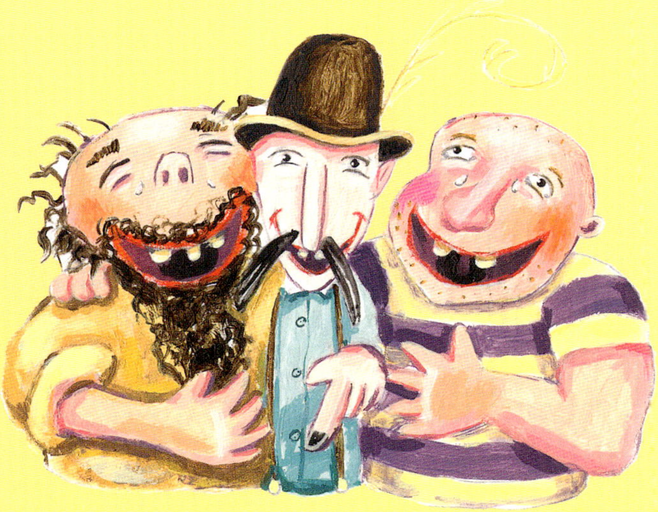

Nimmersatt

Wo wächst das Essen?

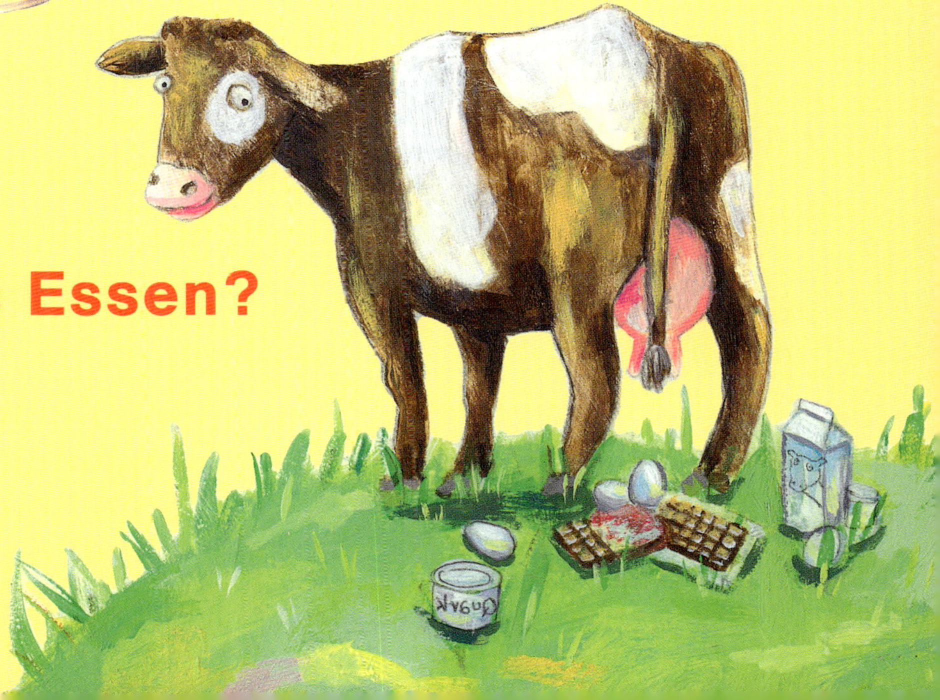

Bananen-Quark
macht affenstark
Schlauer essen und bewegen

SPIELEN & LERNEN

Band 20
Velber Verlag

Freiburg im Breisgau

Konzept und Text: Astrid Hille & Dina Schäfer
Illustrationen: Alexandra Junge
Layout: Anja Schmidt
Repro: Meyle+Müller, Pforzheim
Druck und Bindung: Zanardi, Italien
ISBN 978-3-86613-562-8

velber

SPIELEN & LERNEN

Bananen-Quark macht affenstark

Schlauer essen und bewegen

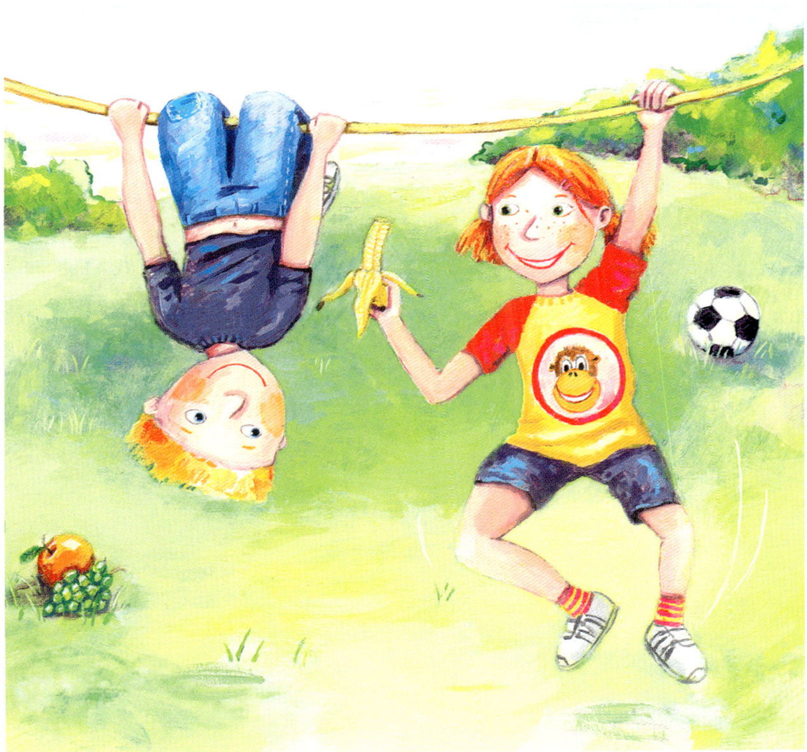

Astrid Hille und Dina Schäfer
Alexandra Junge

Wer war der Dieb?

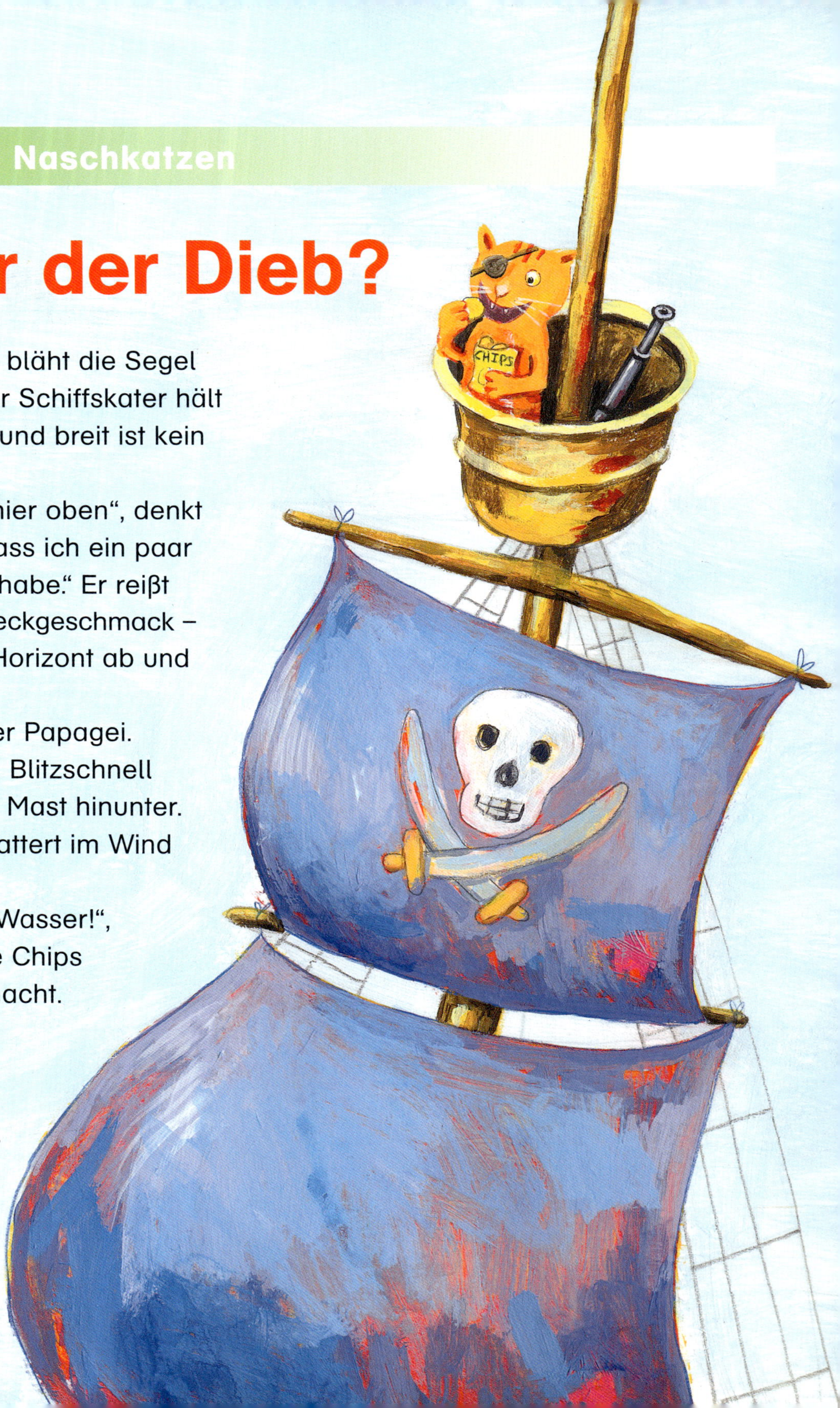

Nur eine leichte Brise bläht die Segel des Piratenschiffs. Der Schiffskater hält Ausschau. Doch weit und breit ist kein Schatzschiff in Sicht.
„Ziemlich langweilig hier oben", denkt der Kater. „Wie gut, dass ich ein paar Chips mitgenommen habe." Er reißt die Tüte auf. Mmh, Speckgeschmack – lecker! Er sucht den Horizont ab und futtert Chips.
„Mittagessen!", ruft der Papagei. Heute gibt es Auflauf. Blitzschnell klettert der Kater den Mast hinunter. Die leere Chipstüte flattert im Wind davon.
„Erst mal brauch ich Wasser!", maunzt der Kater. Die Chips haben ihm Durst gemacht.
„Her damit!"
Der Auflauf ist ausgezeichnet, aber danach will der Kater einen süßen Nachtisch. Ein Stückchen Schokolade vielleicht?

Der Kapitän hat doch sicher eine Tafel in seinem Sparstrumpf. Einen ganzen Riegel genehmigt sich der Kater, denn Rum-Sahne-Schokolade ist seine Lieblingssorte. Dann noch einen Riegel und noch einen. Schade, dass bald die ganze Tafel weg ist.

Am Nachmittag studiert der Kater die Seekarten. Bald sind sie vor der Jnsel Santa Clara. Jn welcher Bucht ankern sie wohl am besten?
Karten studieren macht Spaß.
Vor allem, wenn man dabei ein paar Gummibärchen naschen kann.
Oder auch ein paar mehr.

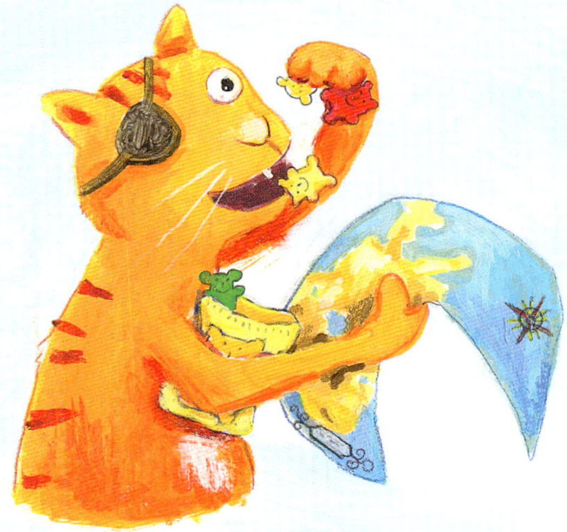

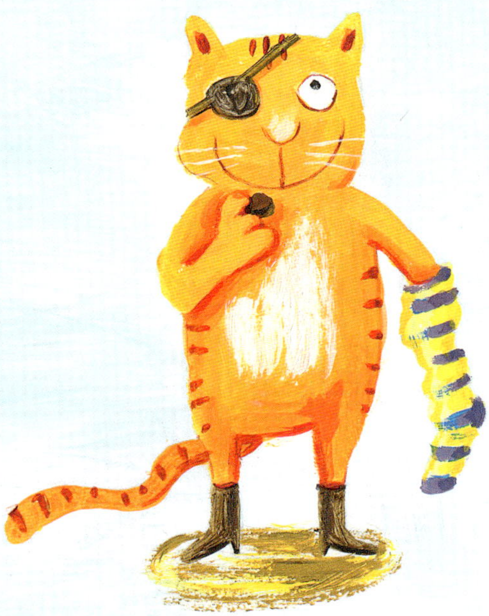

Am Abend erreichen sie Santa Clara. „Hier gibt's Fische wie sonst nirgends", erklärt Kapitän Kaotikus. „Kommt, wir machen uns einen faulen Abend in der Kapitänskajüte. Durch das große Bullauge können wir schön Fische gucken!"
„Hurra!", schreit Schluribur.
„Jch hol schon mal die Chips", sagt der Papagei und fliegt in den Lagerraum. Doch er kommt mit leerem Schnabel zurück. „Räuber, Diebe, Chipsvertilger!", schimpft er. „Nichts mehr da!"
„Jch esse sowieso lieber Schokolade", sagt Schluribur.
Kaotikus geht zu seinem Sparstrumpf, der in der Ecke hängt. Doch das Schokoladenpapier darin ist leer.
„Das ist gemein!" Schluribur fängt an zu weinen.
„Dann essen wir eben Gummibärchen", entscheidet der Kapitän.

Doch in der Gummibärchentüte ist nur noch ein einziges rotes Gummibärchen.
„Wer war das?“, brüllt Kaotikus und steckt sich das Bärchen in den Mund.
Der Kater macht sich ganz klein.
Alle starren ihn an.
„Naschkatze!“, sagt der Papagei verächtlich.
„Jch bin ein Kater!“, berichtigt der Kater.
„Naschkater!“, sagt der Papagei noch verächtlicher.
„Raus!“, brüllt Kaotikus. „Deck schrubben! Und drei Wochen Naschverbot!“
Mit hängendem Kopf schleicht der Kater aus der Kajüte. Dabei hatte er sich so auf den bunten Fischabend vor dem Bullauge gefreut! Und drei Wochen ohne Naschen – ob er das wohl überlebt?
Gitta Edelmann

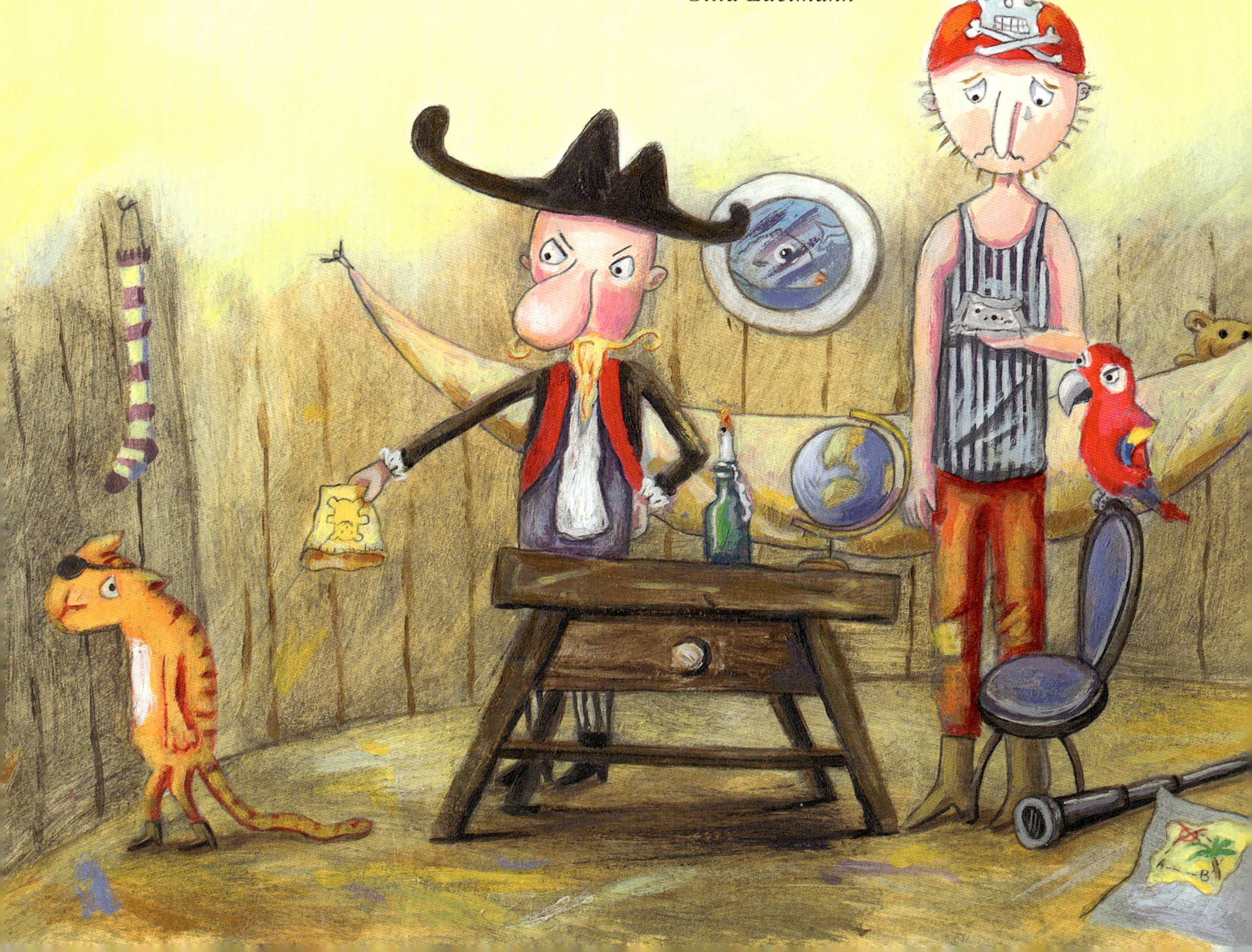

Naschkästchen

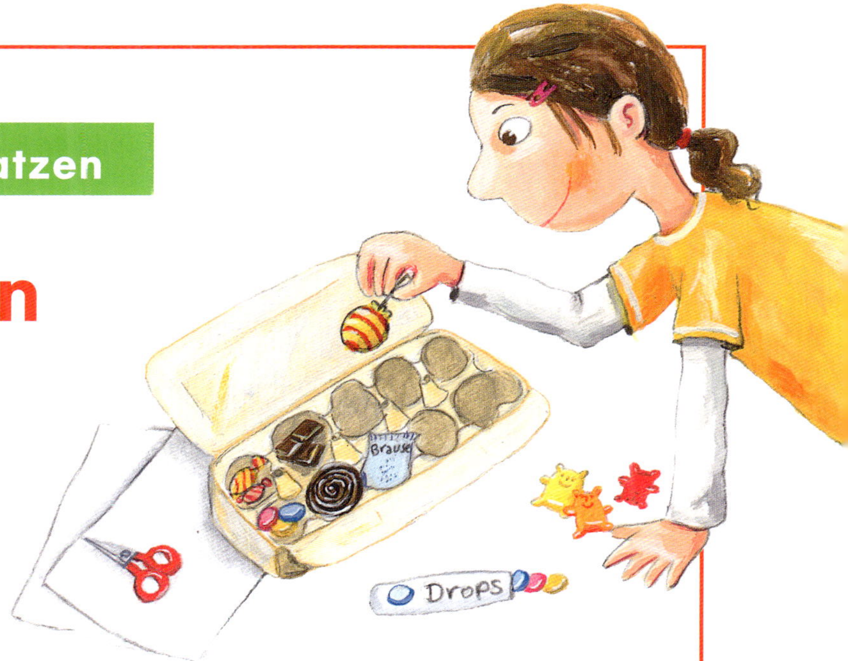

Die Piraten sind stinksauer: Sie wollten sich mit Leckereien einen gemütlichen Bullaugen-Fischguck-Abend machen, aber der Kater hat alles weggenascht. Er hat den Überblick verloren und immer weiter genascht, auch die Süßigkeiten der anderen. Das ist nicht okay.

Bist du auch eine Naschkatze, die manchmal nicht aufhören kann? Damit dir das nicht passiert, kannst du dir ein Naschkästchen machen:

- Nimm eine Eierschachtel für zehn Eier.
- Den Deckel beklebst du mit schönem Papier oder mit bunten Schnipseln, Perlen, Schleifen und Bändern.
- Dann füllst du in jeden Eierbecher eine deiner Lieblingssüßigkeiten. Aber nicht zu viel. Der Deckel muss noch zugehen.
- An jedem Tag darfst du einen Eierbecher leer naschen.
- Drei bleiben übrig: Zwei sind zum Mitnaschen für Besucher, eins für einen besonderen Tag, an dem du etwas mehr naschen möchtest.

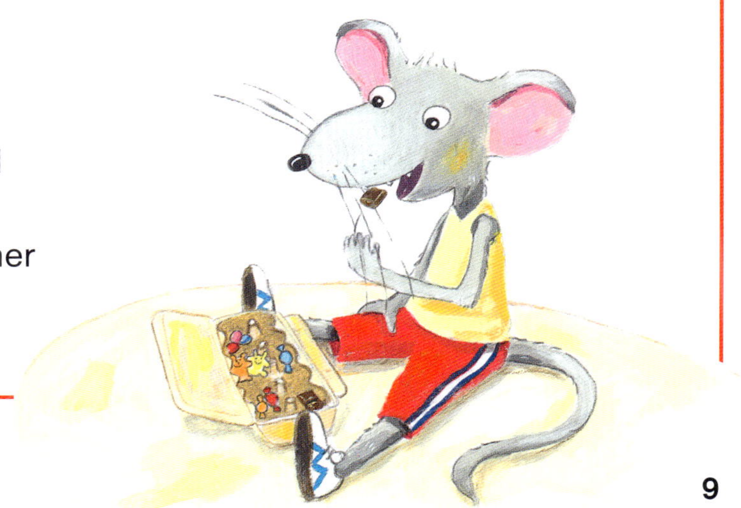

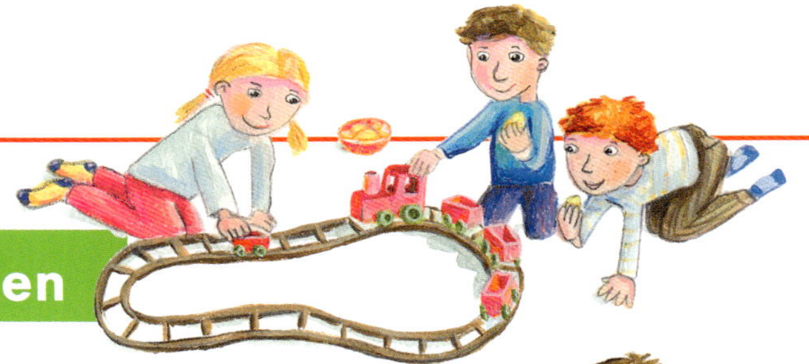

Naschkater und Naschkatzen

Wer nascht was?

- Naschst du auch gerne?
- Schau dir die Bildchen an. Warum naschen die Kinder? Wie fühlen sie sich dabei?
- Welche Naschkatzen sind dir ähnlich?

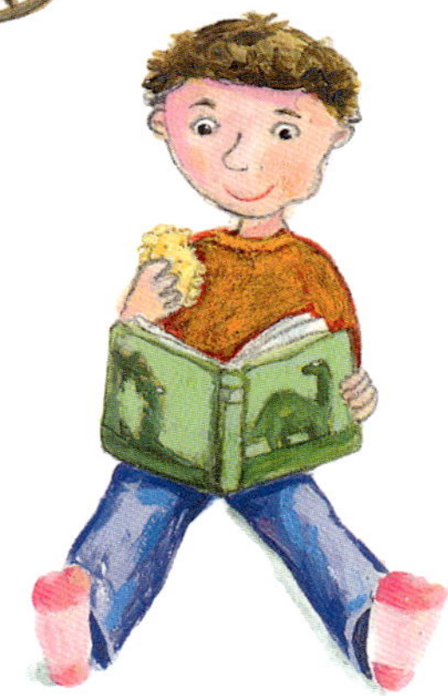

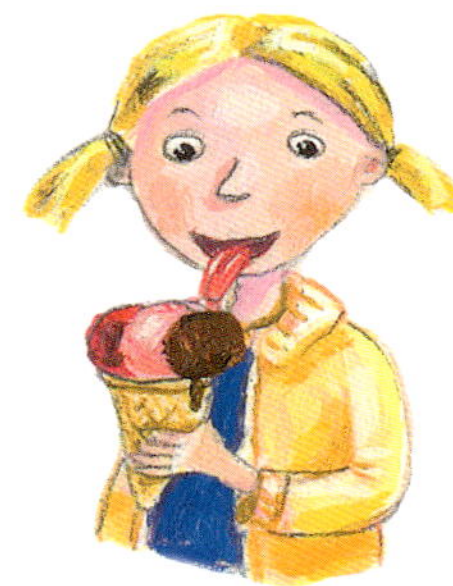

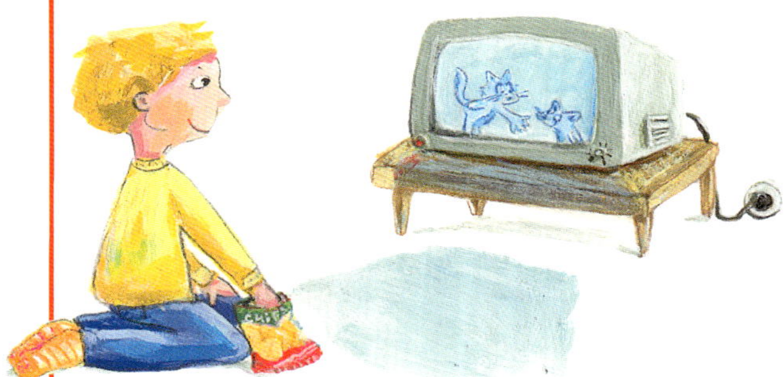

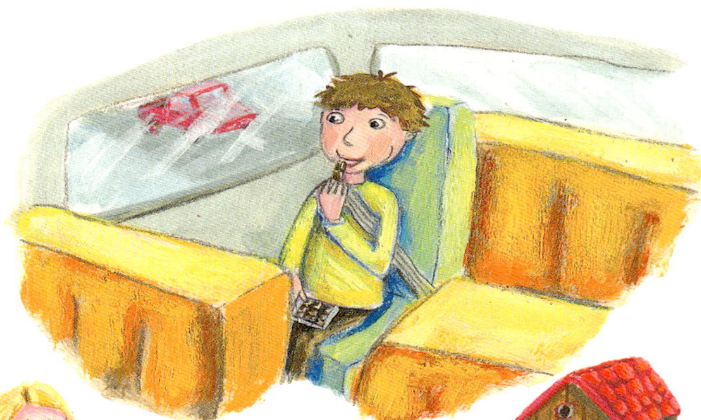

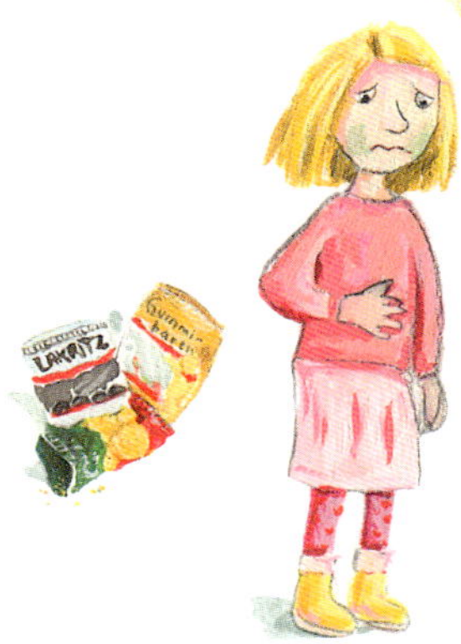

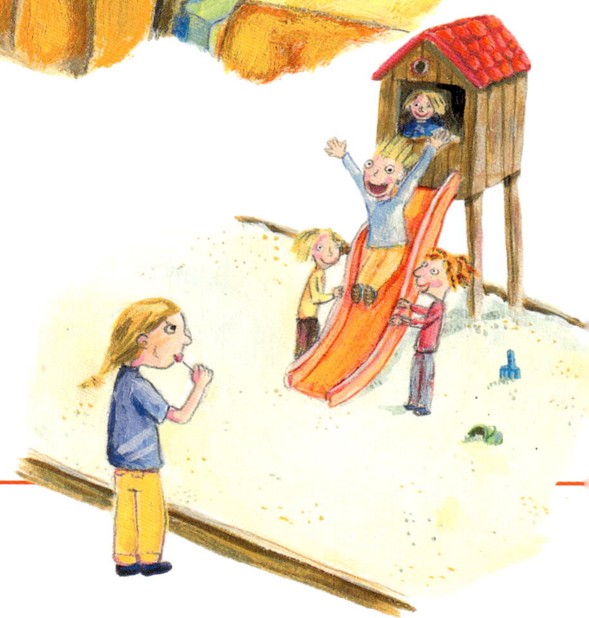

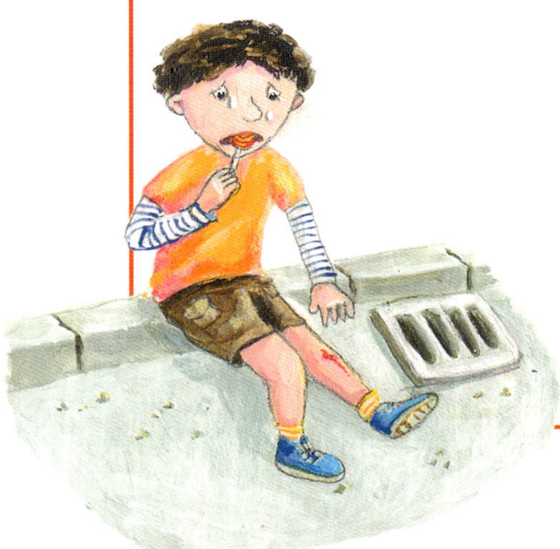

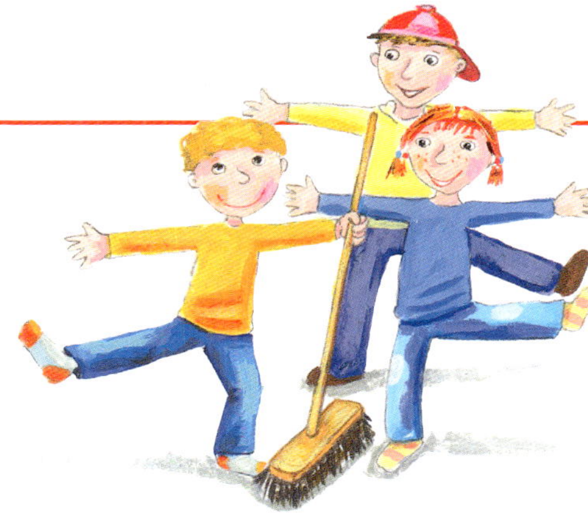

Naschkalender

Viele naschen mehr, als sie denken. Wer ist die größte Naschkatze der Familie? Wollt ihr es wissen? Dann bastelt euch einen Naschkalender.

- Jhr braucht dafür einen Streifen Pappe.
- Jeder malt sein Naschkatzengesicht auf Papier. Klebt die Naschkatzen nebeneinander auf den Pappstreifen.
- Unter jedes Gesicht klebt ihr einen Streifen Papier mit zehn Feldern. Jn die Felder malt ihr Naschereien.
- Jmmer wenn ihr nascht, nehmt ihr eine Schere und schneidet ein Feld ab.

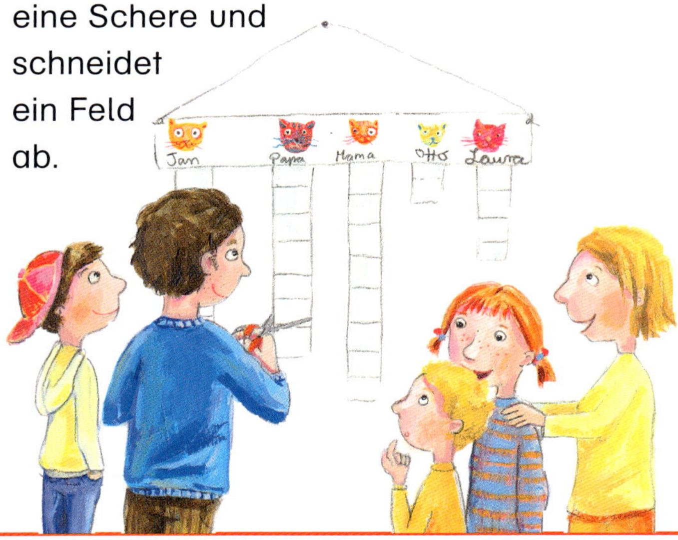

Für die größte Naschkatze ist Bewegung angesagt:

- Zuerst bekommt sie einen Besen in die Hand und muss sich einen Deckschrubber-Tanz ausdenken.

- Dann muss sie versuchen, die Rennmaus zu fangen. Einer von euch ist die Rennmaus, die anderen helfen ihr, damit sie nicht zu schnell gefangen wird.

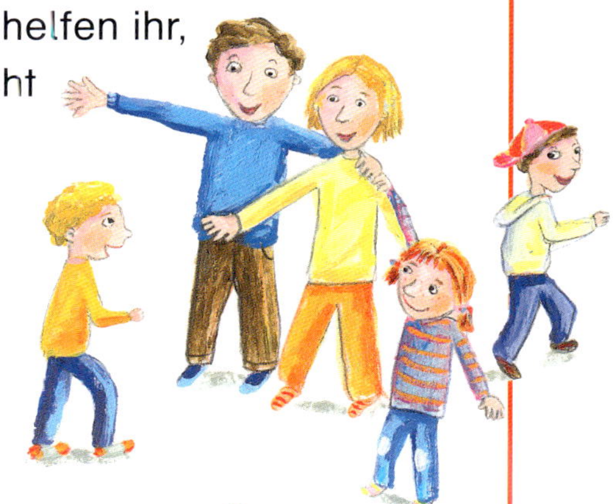

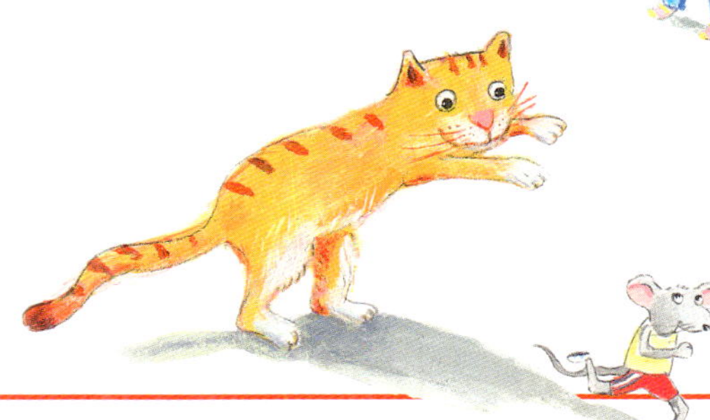

Brotzeit

„Nanu? Hast du gar keinen Hunger?“ Der Kellner schaut verwundert auf Lisas Teller. Dort liegt nur eine Scheibe trockenes Brot.
„Jch mag das alles nicht“, mault Lisa. Der Urlaub im Hotel ist prima, aber das Essen ist doof.
„Na so was.“ Der Kellner lacht. „Am Büfett gibt’s doch so viel Auswahl. Alle Kinder mögen Spaghetti und Pizza.“
„Die Spaghetti sind braun und auf der Pizza ist Brokkoli“, schimpft Lisa. „Jch hasse Brokkoli!“
„Meine kleine Schwester isst nur Pfannkuchen und Schokolade“, erklärt Max mit vollem Mund. „Und Vanilleeis.“
„Blödmann!“ Lisa streckt Max die Zunge raus.
„Wieso?“ Max macht ein unschuldiges Gesicht. „Das stimmt doch. Nachher hockst du wieder auf dem Zimmer und futterst die Schokolade aus der Minibar – wie jeden Abend.“
„Das ist gar nicht wahr“, kreischt Lisa auf. „Du bist so gemein.“
Die anderen Leute im Hotelrestaurant sehen sich neugierig um.
„Wie wäre es mit – Melone?“ Der Kellner versucht den Streit zu schlichten.
„Nö“, empört sich Lisa, „da liegt Schinken drauf.“
„Oder Zwiebelsuppe?“, fragt der Kellner vorsichtig.
„Davon muss man immer pupsen.“ Lisa rümpft die Nase.
„Salat?“
Lisa schüttelt den Kopf. „Jch bin doch kein Kaninchen.“
„Lisa hat heute wieder mal Brotzeit.“ Max grinst.
Lisa knüllt die Serviette zusammen und schleudert sie über den Tisch. Sie landet genau auf der Pizza ihres Bruders.
Der Kellner gibt auf. „Na dann guten Appetit“, sagt er und geht davon.
Zum Glück kommt Papa jetzt vom Büfett zurück. Auf seinem Teller liegen Nudeln, Tomaten, Käse und Pizza.
„Jtalienisches Essen ist wirklich oberlecker“, schwärmt er. „Jch weiß gar nicht,

was ich zuerst essen soll." Da fällt sein Blick auf Lisa, die schmollend an der Brotkante knabbert.
„Aber Lisa", sagt er. „Seit drei Tagen trockenes Brot. So geht das nicht."
Er schiebt Lisa seinen Teller hin. „Hier, probier mal Tomate mit Mozzarella. Das ist köstlich."
„Bäh, weißer Käse." Lisa schüttelt sich.

Jn diesem Augenblick springen die Kinder von den anderen Tischen auf und stürmen zum Büfett.
„Der Nachtisch!", jubelt Max und rennt hinterher.

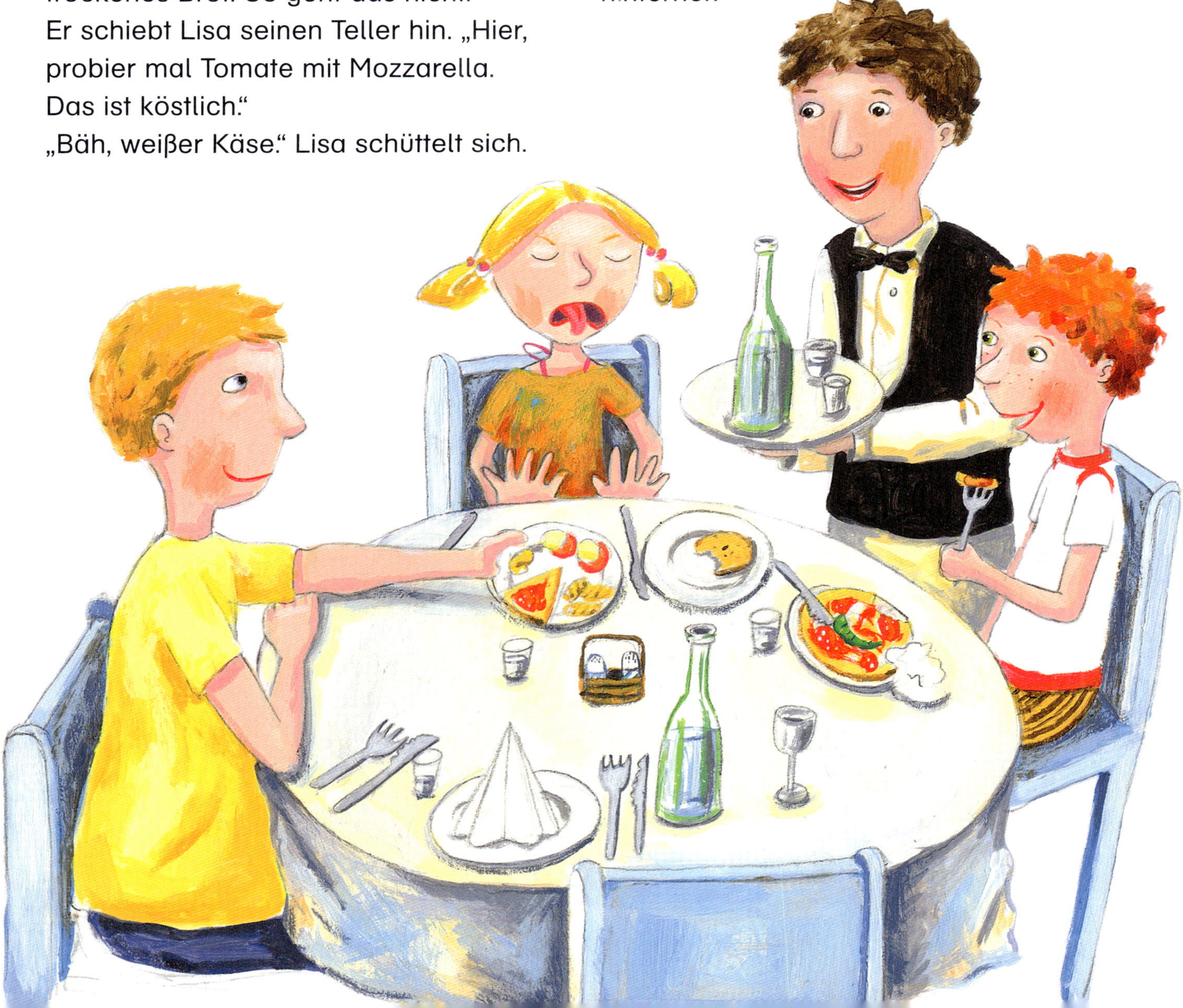

„Willst du nicht mitgehen, Lisa?“, fragt Papa. „Es gibt Bananen…“
„Bananen! Jgitt!“, ruft Lisa entsetzt. „Diese schleimigen, schmierigen Dinger sind doch nur was für Babys.“
„Na, dann eben nicht.“ Papa seufzt und isst weiter.
Es dauert eine ganze Weile, bis Max zurückkommt. Jn der Hand hält er eine große Schüssel Eis.
„Jch dachte, es gibt Bananen?“ Lisa traut ihren Augen nicht.
„Ba-na-nen-split“, verbessert Papa. „Du lässt mich ja nicht ausreden. Bananen mit Vanilleeis und Schokosoße.“
„Cool, das hol ich mir auch.“
Lisa springt auf.
„Zu spät“, sagt Max und grinst. „Jetzt ist es alle.“

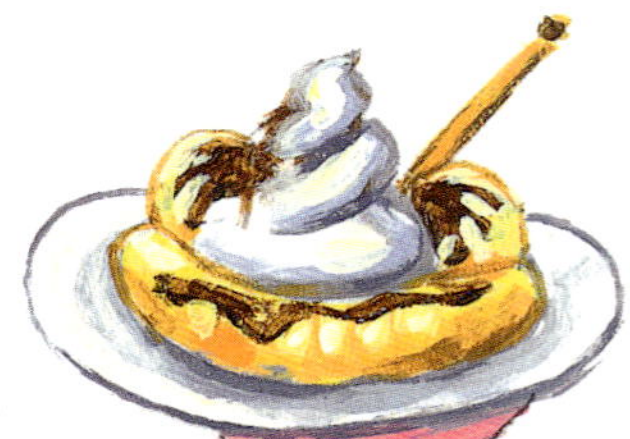

Sabine Streufert

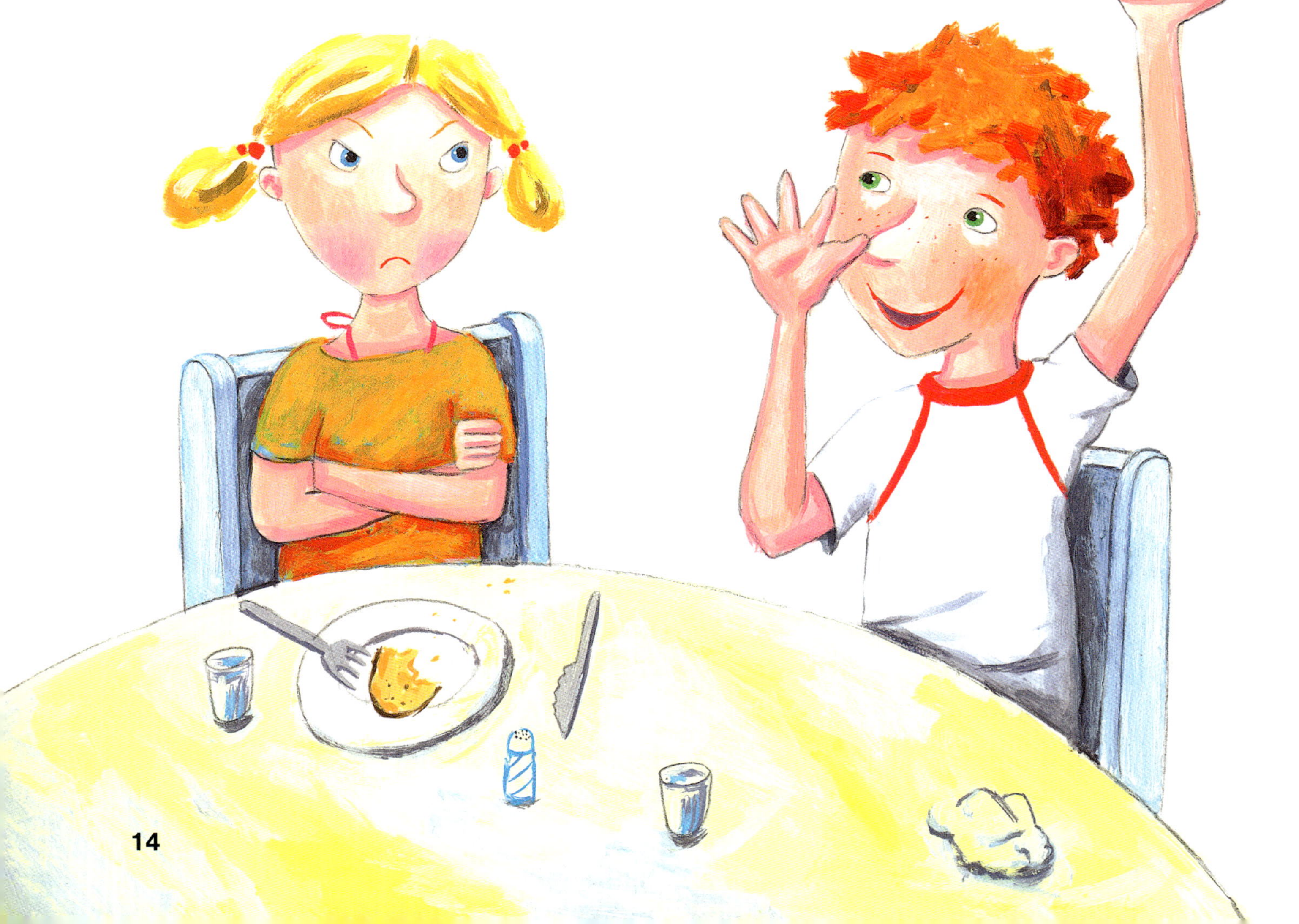

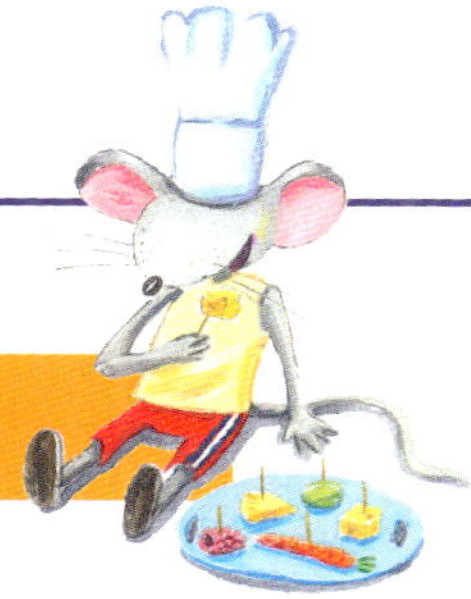

Rateschmecker

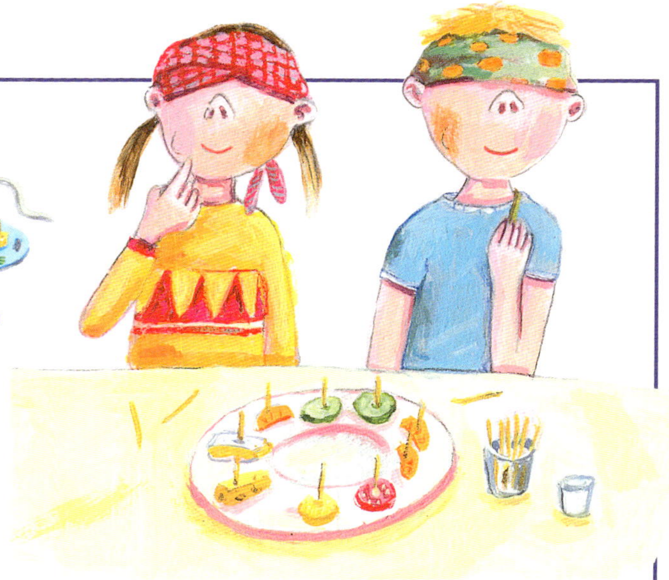

- Lisa nörgelt an allem herum. Von den tollen Sachen am Büfett mag sie nicht einmal probieren.

- Der nette Kellner will Lisa das Probieren schmackhaft machen. Er nimmt sie mit in die Hotelküche und setzt ihr eine große Kochmütze auf. „Jch seh gar nichts mehr“, mault Lisa. „Das sollst du auch nicht“, sagt der Kellner. „Wir machen jetzt ein Leckerschmecker-Ratespiel.“

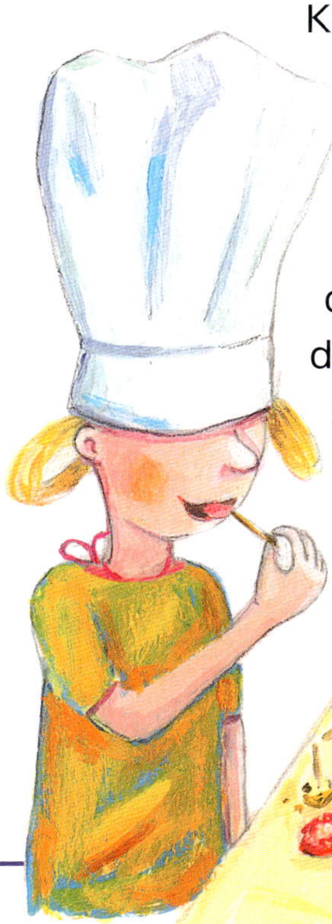

- Jhr könnt auch mitmachen. Einer ist der Küchenchef und richtet auf einem Teller viele Probierspießchen mit Obst, Gemüse, Käse, Salat, Wurst und was ihr sonst so in der Küche findet.
Die anderen sind Rateschmecker. Sie dürfen nicht sehen, was vorbereitet ist, und bekommen eine große Mütze über den Kopf oder die Augen verbunden.
Jetzt wird probiert und geraten. Wer erschmeckt die meisten Spießchen?

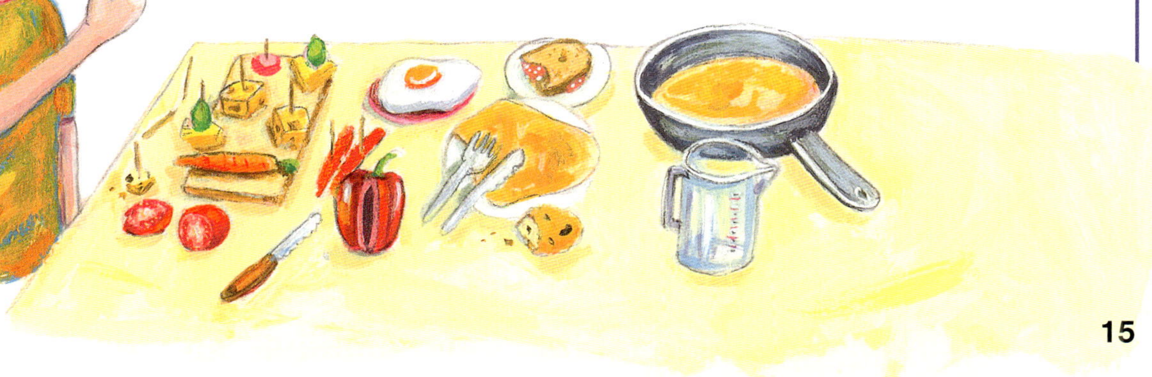

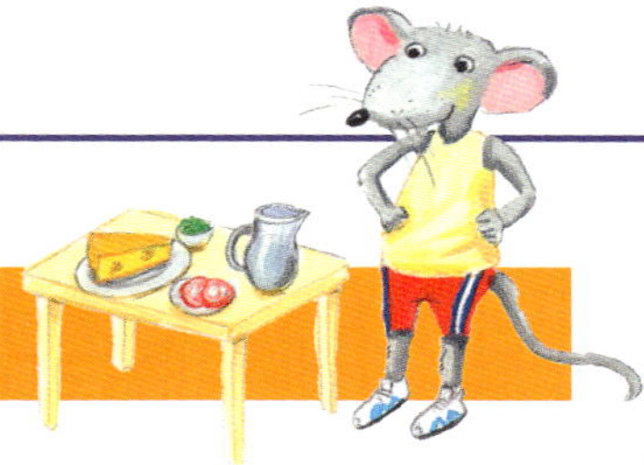

Lieblingsspeisen

● Lisa hat beim Ratespiel einige Sachen entdeckt, die ihr schmecken. Ananas, Melone, Käsewürfel, Spiegelei, Rosinenbrötchen und Pfannkuchen mochte sie besonders gern.

• Der Kellner hat am Frühstücksbüfett Lisas Lieblingsspeisen versteckt.
Kannst du die finden?

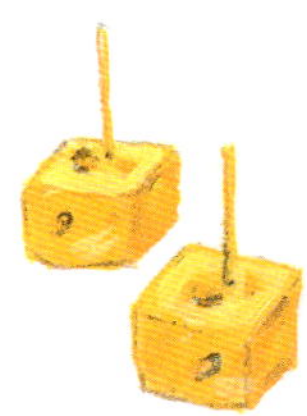

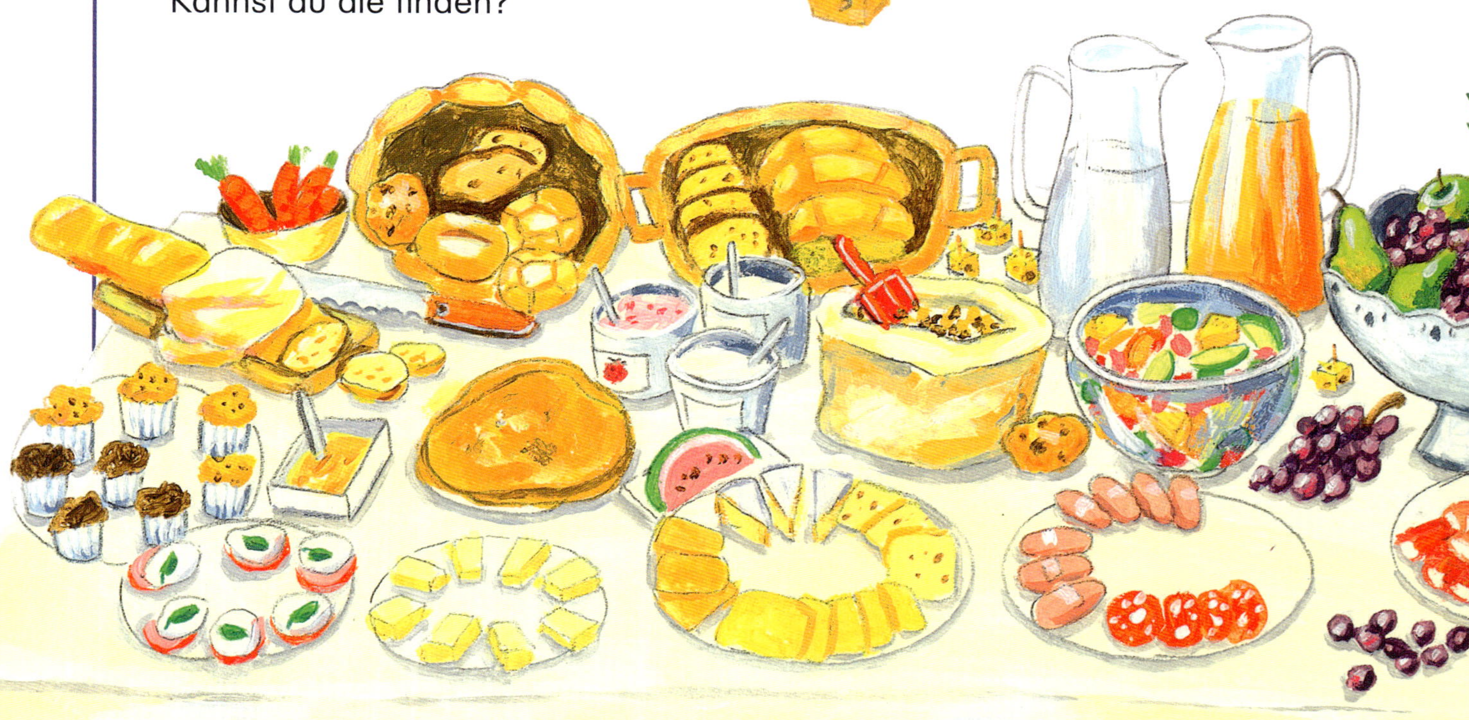

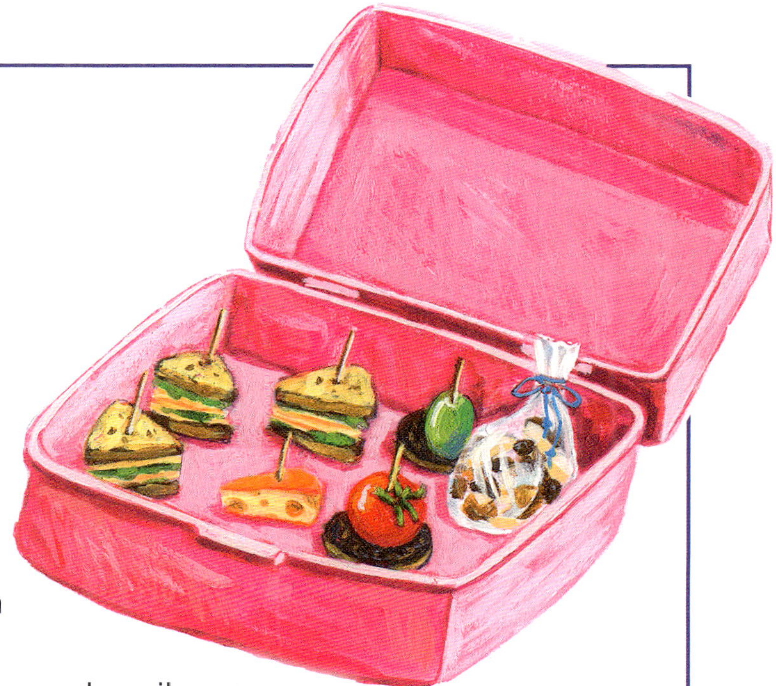

Überraschung!

- Hast du bei dem Ratespiel herausgefunden, was dir besonders gut schmeckt?
So kannst du dir ein kleines Lieblingsbüfett in deiner Frühstücksdose richten und dich darauf freuen.
- Findet dein Feund oder deine Freundin dein Frühstück auch toll?
Dann könntet ihr eure Dosen einmal tauschen. Am besten verabredet ihr, dass ihr an einem der nächsten Tage für den anderen eine Überraschungsdose vorbereitet.

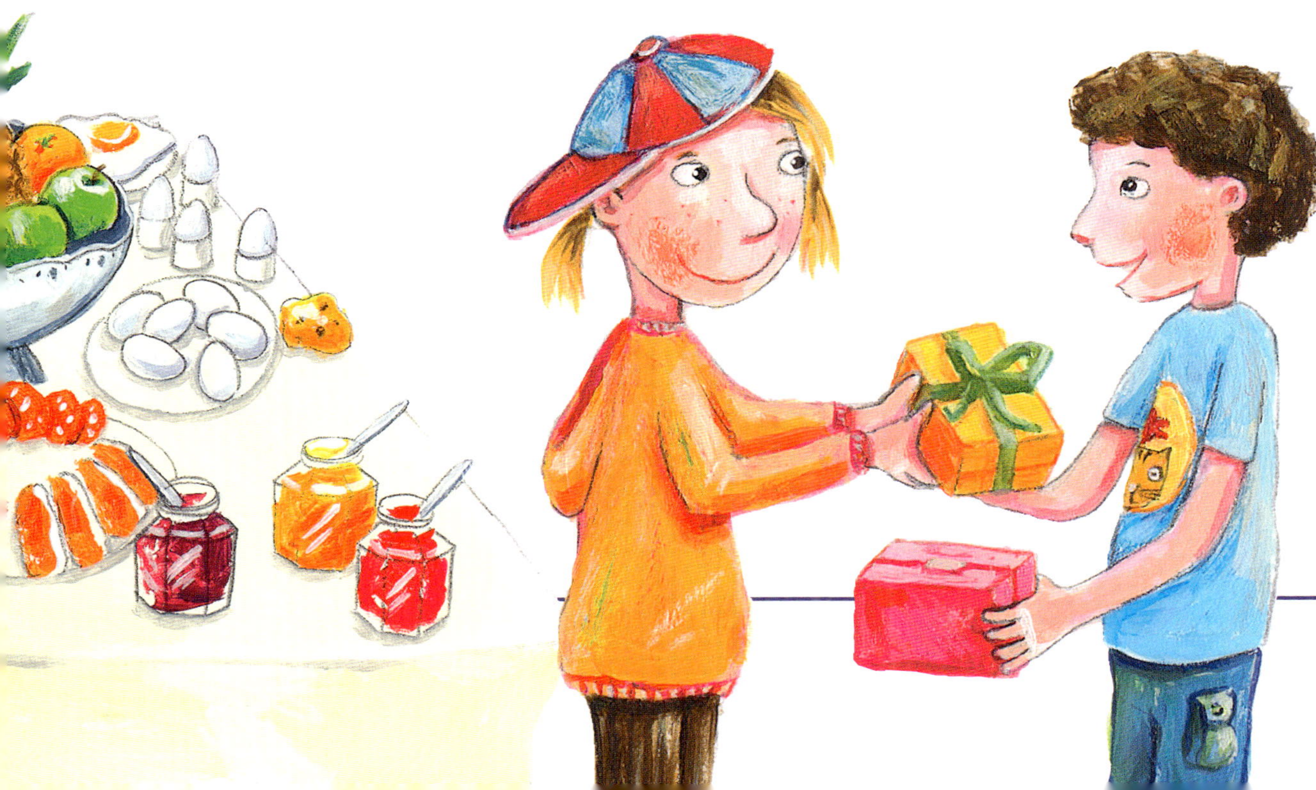

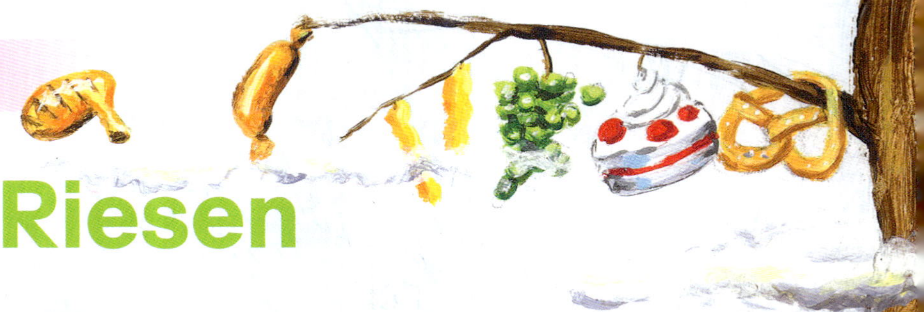

Schlappe Riesen

Riese Baumstark und Riesin Turmhoch sitzen an ihrem riesigen Küchentisch und essen Riesenknödel. Da klopft ein Rabe ans Fenster und bringt einen Brief.
„Von Donnerhose, meinem großen Bruder!“, ruft Baumstark mit vollen Backen. „Lies doch mal vor.“
Turmhoch setzt ihre riesige Brille auf die Nase und liest:

Lieber Baumstark!
Wir sind ins Schlemmerschlummerland gezogen und finden es echt super hier. Kommt doch auch.
Dein Bruder Donnerhose

„Sonst nichts?“, schmatzt Baumstark. „Was soll das überhaupt sein: Schlemmerschlummerland?“
„Was hast du eigentlich in deinem Riesenschädel?“, schimpft Turmhoch. „Schlemmerschlummerland kennt doch jedes Kind! Das ist das neue Schlaraffenland für Riesen.“
„Pack die Koffer, Schatz! Da zieh'n wir auch hin.“

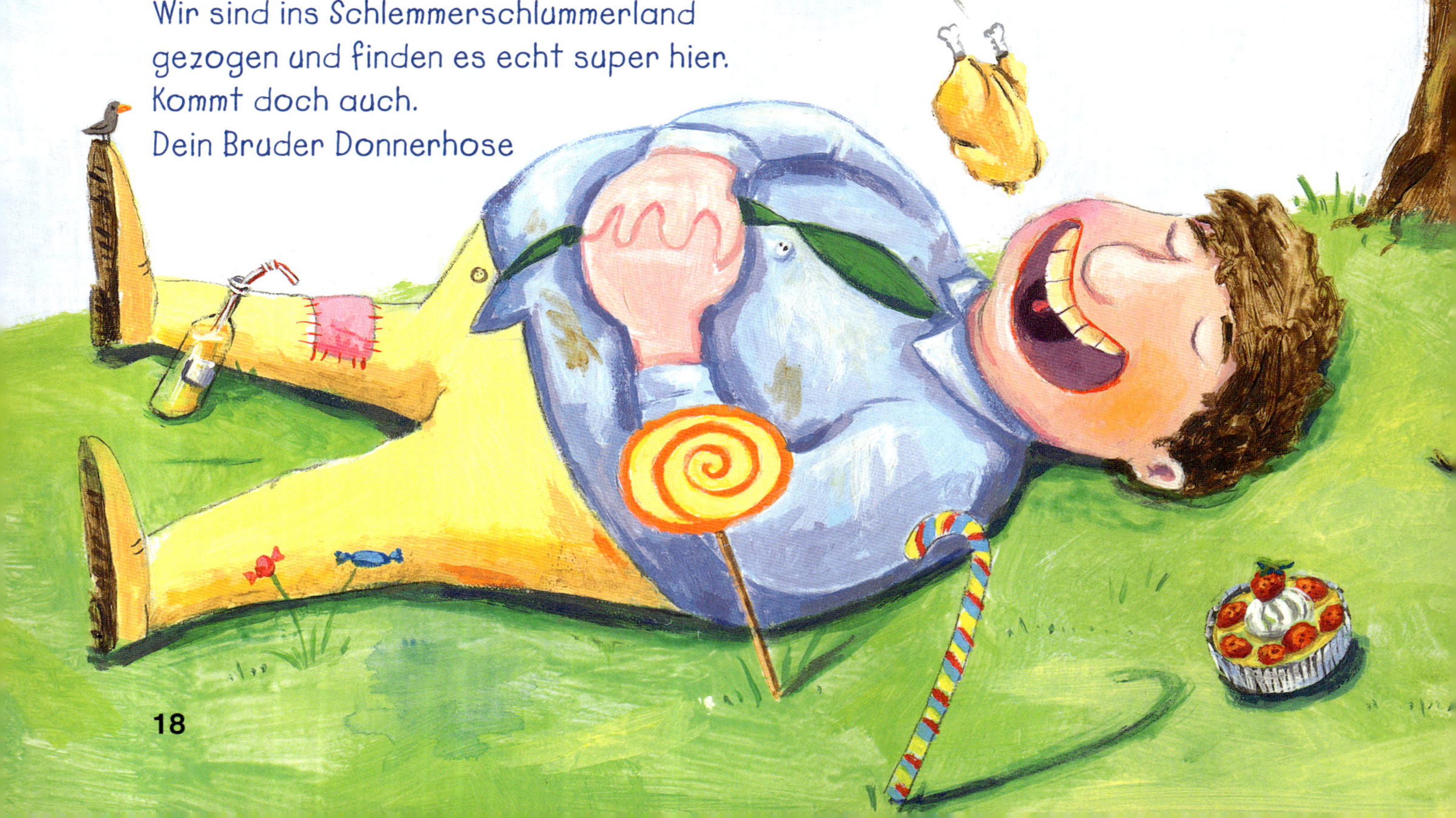

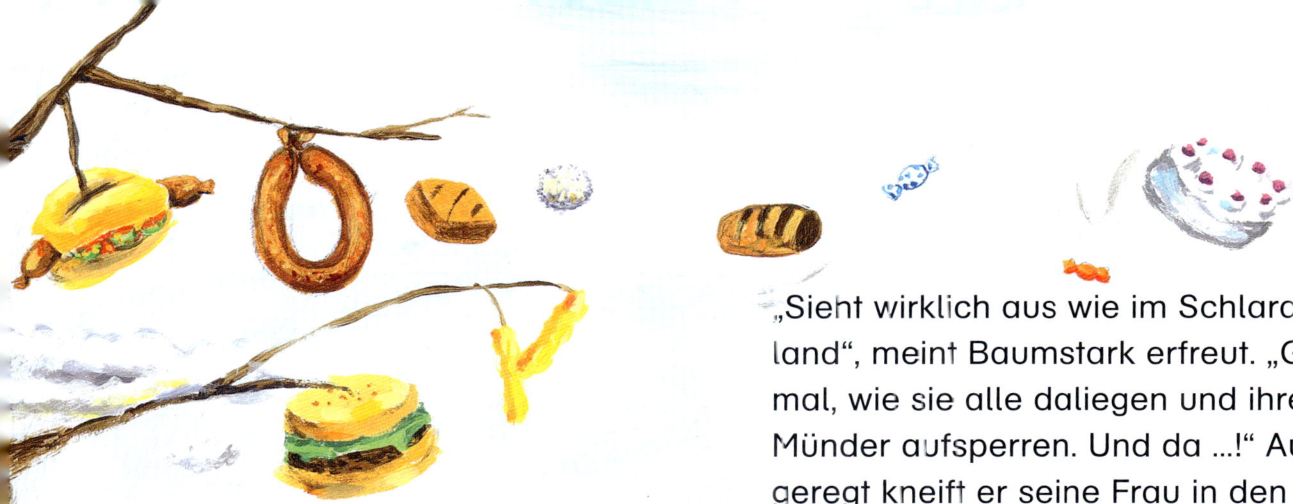

„Kommt nicht in Frage!“, brummt Turmhoch. „Wozu haben wir unsere schöne Burg auf dem Riesenfelsen?“
Baumstark krault seine Frau am Kinn. „Och, Türmchen, sei doch nicht so streng! Wenn’s uns im Schlemmerschlummerland nicht gefällt, kommen wir einfach wieder zurück.“
Sie nehmen ihre Koffer, machen ein paar Riesenschritte und schon stehen sie am Eingang des Schlemmerschlummerlandes.

„Sieht wirklich aus wie im Schlaraffenland“, meint Baumstark erfreut. „Guck mal, wie sie alle daliegen und ihre Münder aufsperren. Und da …!“ Aufgeregt kneift er seine Frau in den Arm.
„Aua, du Grobian!“, schreit Turmhoch.
„Was hast du denn jetzt schon wieder?“
„Da kommen sie angeflogen, die Brathähnchen, die Koteletts, die Würste, die Sahnetörtchen. Und flutsch, direkt hinein in den Mund.
Hast du das gesehen?“
„Jch bin doch nicht blöd“, mault Turmhoch.

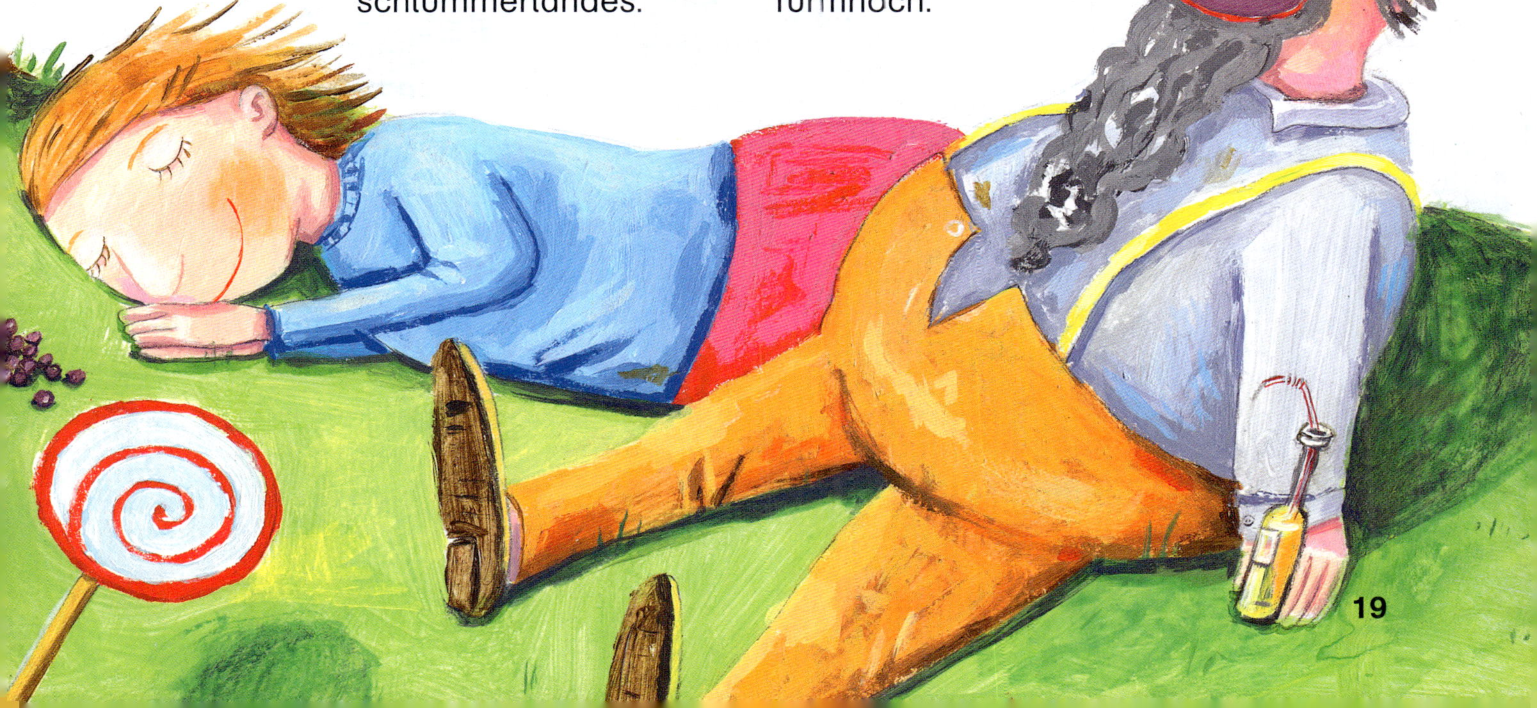

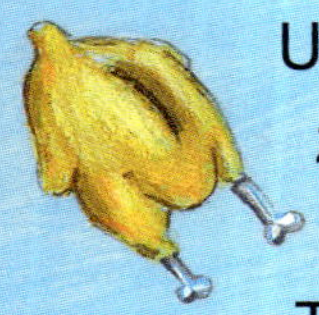

Und schon liegen die beiden zwischen all den anderen Riesen und sperren die Münder auf.

Tag für Tag geht das so. Schlafen und essen und essen und schlafen.

„Du könntest dich mal rasieren", meint Turmhoch eines Morgens. „Dein Bart hängt dir schon bis zum Bauch."

„Und du könntest dich mal waschen und kämmen", knurrt Baumstark.

Doch das ist alles viel zu anstrengend.

„Wie lange liegen wir eigentlich schon hier?", ächzt Baumstark. „Jch kann mich kaum noch rühren."

„Weißt du noch, wie du früher jeden Morgen auf den Berg gelaufen bist und Bäume für mich ausgerissen hast?", fragt Turmhoch.

„Ja, früher!", murmelt Baumstark.

„Und wie ich getanzt habe bei unseren Riesenfesten?", fragt Turmhoch. „Und jeden Riesenslalom gewonnen habe?"

„Jaja, das waren noch Zeiten", sagt Baumstark und schnappt die Wildschweinkeule, die gerade angeflogen kommt.

Doch nix gibt's! Turmhoch packt ihren Riesenkerl am Kragen und schreit:

„Los, spuck sie aus!

Und dann nichts wie heim in unsere schöne Burg! Willst du etwa so werden wie die da alle?"

Sie zeigt auf die fetten, trägen, schnarchenden Riesen, die im Gras liegen.

Bruder Donnerhose hebt kurz mal seinen Kopf. „Wo wollt ihr denn hin?"

„Nach Hause, auf unsere Burg!", ruft Turmhoch. „Höchste Zeit!"

Doch Donnerhose hat es nicht gehört, denn gerade ist ihm ein geräucherter Schinken in den Mund geflogen.

Christa Kempter

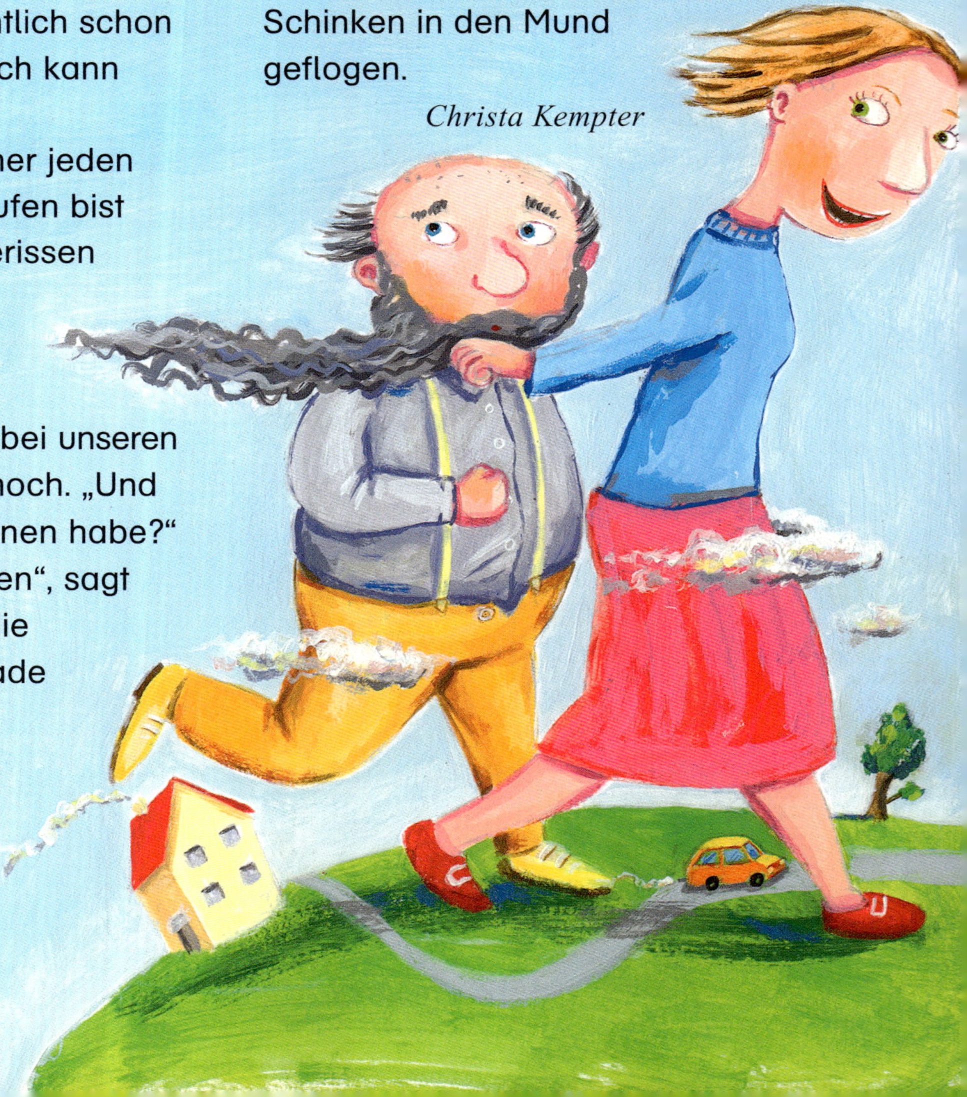

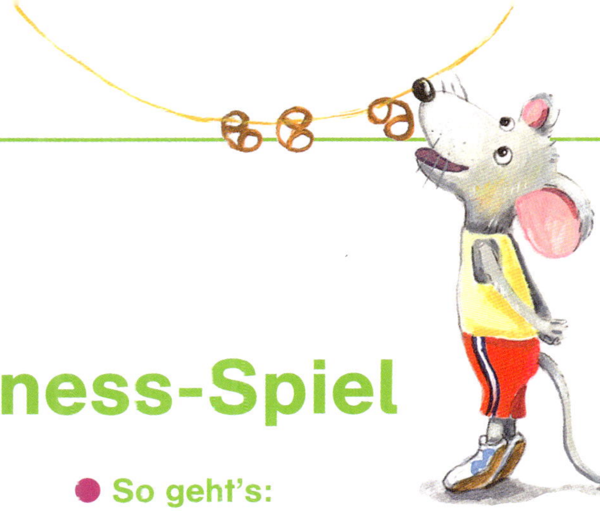

Voll und faul?

Schlemmer-Fitness-Spiel

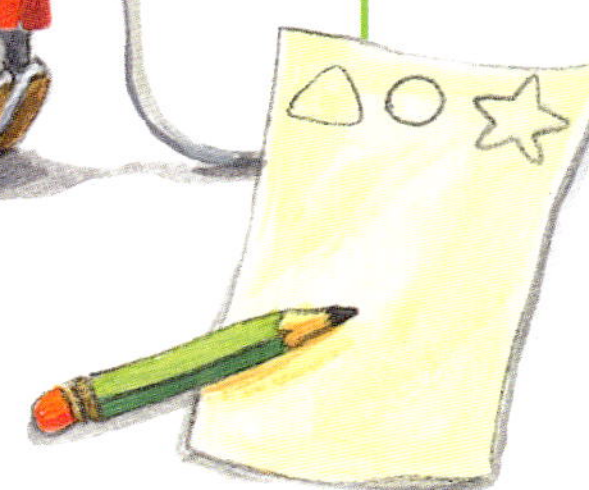

● Was müsste man ändern, damit es Turmhoch und Baumstark im Schlemmerschlummerland gefällt? Vielleicht könnte es zugehen wie im Spiel „Schlemmer-Fitness-Land“.

● Jhr braucht:

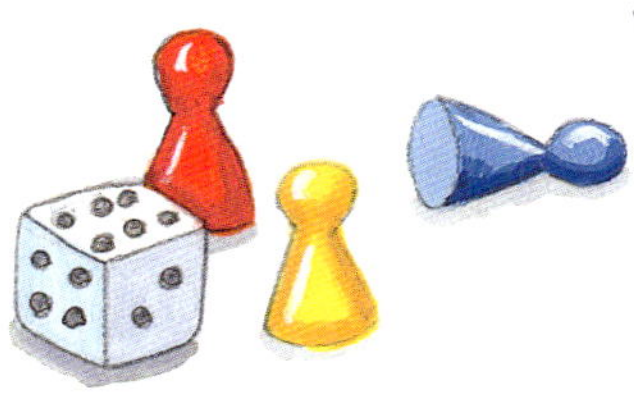

- 2 bis 4 Spieler
- einen Würfel und Spielfiguren
- für jeden Stift und Papier
- eine Schnur, auf die ihr kleine Brezeln fädelt
- Gummibärchen
- eine Schale mit Wasser und Apfelschnitzen
- eine Untertasse und eine Flasche mit Wasser
- Rosinen und Nüsse
- ein Springseil
- einen Ball

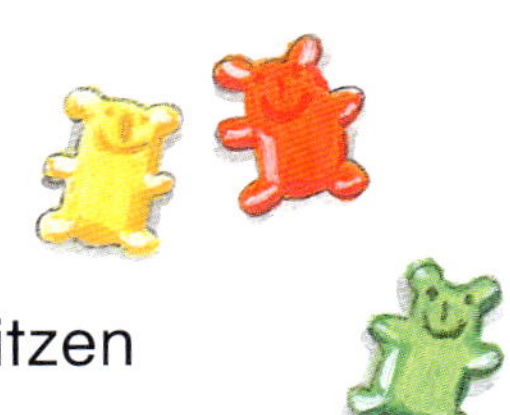

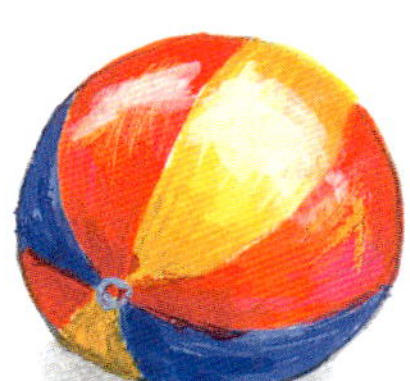

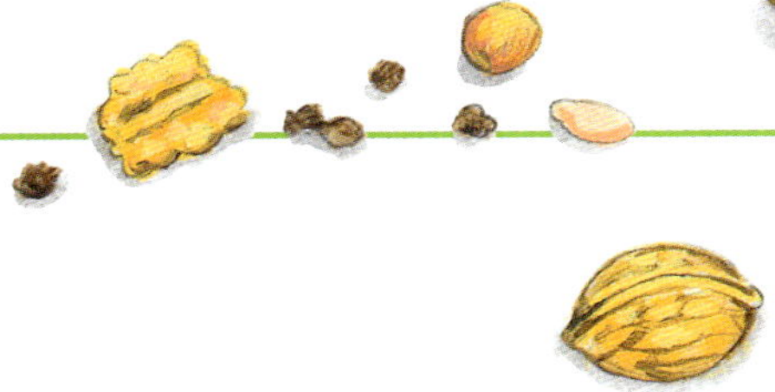

● So geht’s:

- Jeder malt ein Dreieck, einen Kreis und einen Stern auf sein Blatt. Das sind Zeichen für Plätze, die es im Schlemmer-Fitness-Land gibt:

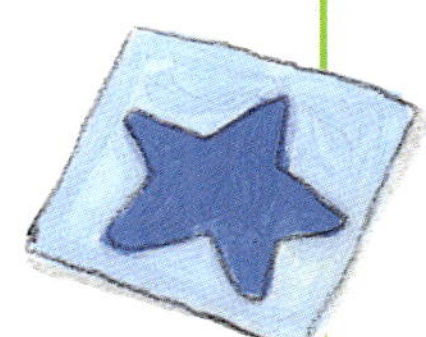

Schlemmerplätze

Ruheplätze

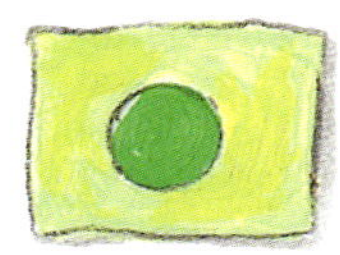

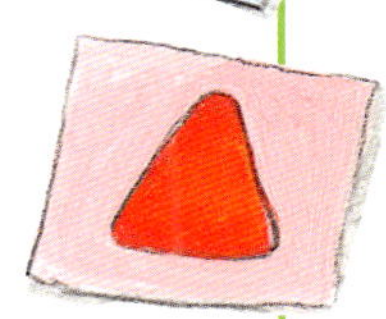

Fitnessplätze, damit man kein schlapper Riese wird

Jokerplätze zum Schlemmen, Ausruhen oder Bewegen

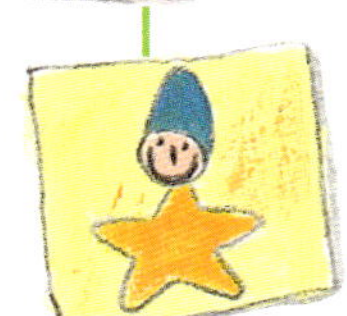

- Wer die Aufgabe seines Würfelfeldes erledigt hat, macht unter das passende Zeichen auf seinem Blatt einen Strich. Wer hat zuerst unter jedem Zeichen drei Striche? Das ist der Schlemmer-Fitness-Riese!

Los geht’s. Alle auf das Startfeld! Wer zuerst eine Drei würfelt, fängt an.

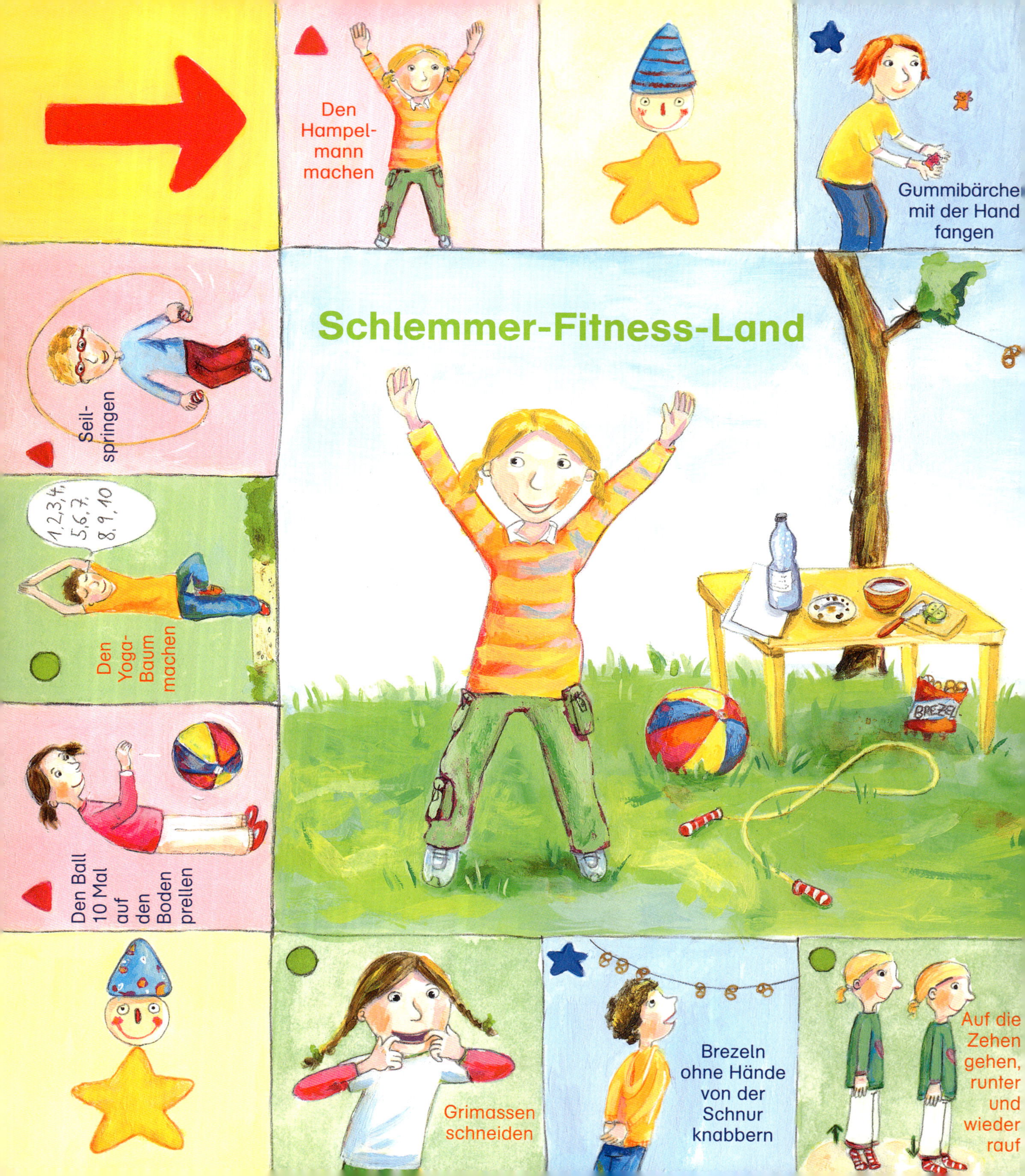

Schlemmer-Fitness-Land
Den Hampelmann machen
Gummibärche mit der Hand fangen
Seilspringen
1,2,3,4, 5,6,7, 8,9,10
Den Yoga-Baum machen
Den Ball 10 Mal auf den Boden prellen
BREZEL
Grimassen schneiden
Brezeln ohne Hände von der Schnur knabbern
Auf die Zehen gehen, runter und wieder rauf

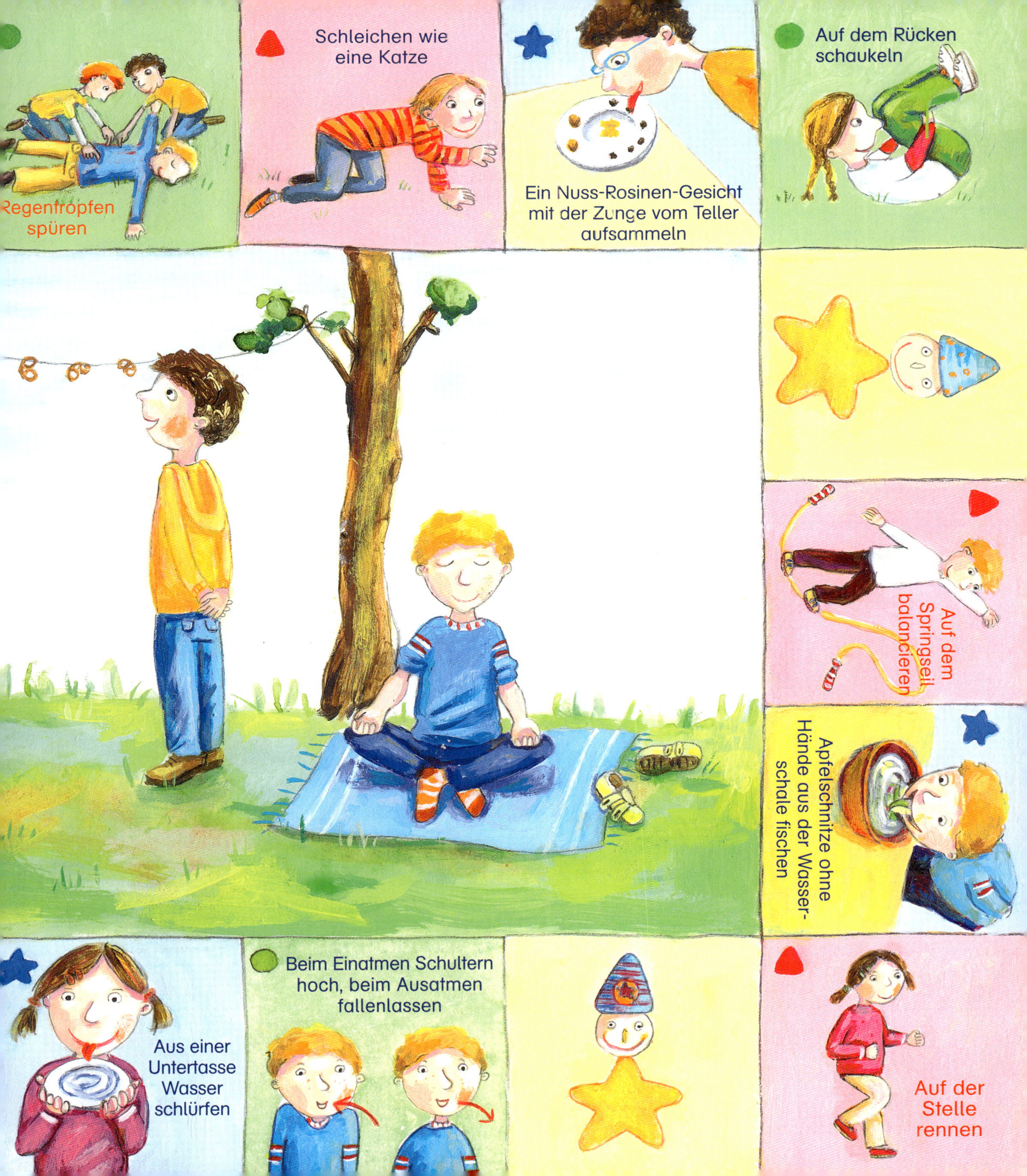

Regentropfen spüren
Schleichen wie eine Katze
Ein Nuss-Rosinen-Gesicht mit der Zunge vom Teller aufsammeln
Auf dem Rücken schaukeln
Auf dem Springseil balancieren
Apfelschnitze ohne Hände aus der Wasserschale fischen
Aus einer Untertasse Wasser schlürfen
Beim Einatmen Schultern hoch, beim Ausatmen fallenlassen
Auf der Stelle rennen

Guten Appetit!

„Schnell!“, ruft Mama. „Dein Raumschiff geht um zehn Uhr. Du musst vorher noch was essen.“
Gondala ist aufgeregt.

Heute fliegt sie zum grünen Planeten, wo ihre Funk-Freundin Minimi wohnt. Sie darf dort Ferien machen.
Gondala setzt sich in die Ecke und schaufelt mit der Hand Rote-Bohnen-Brei aus einer Plastikschale in den Mund.
„Gondala“, mahnt Mama, „du weißt genau, dass du beim Essen nicht sitzen sollst. Das ist ungesund. Los, lauf ein paarmal ums Haus.“

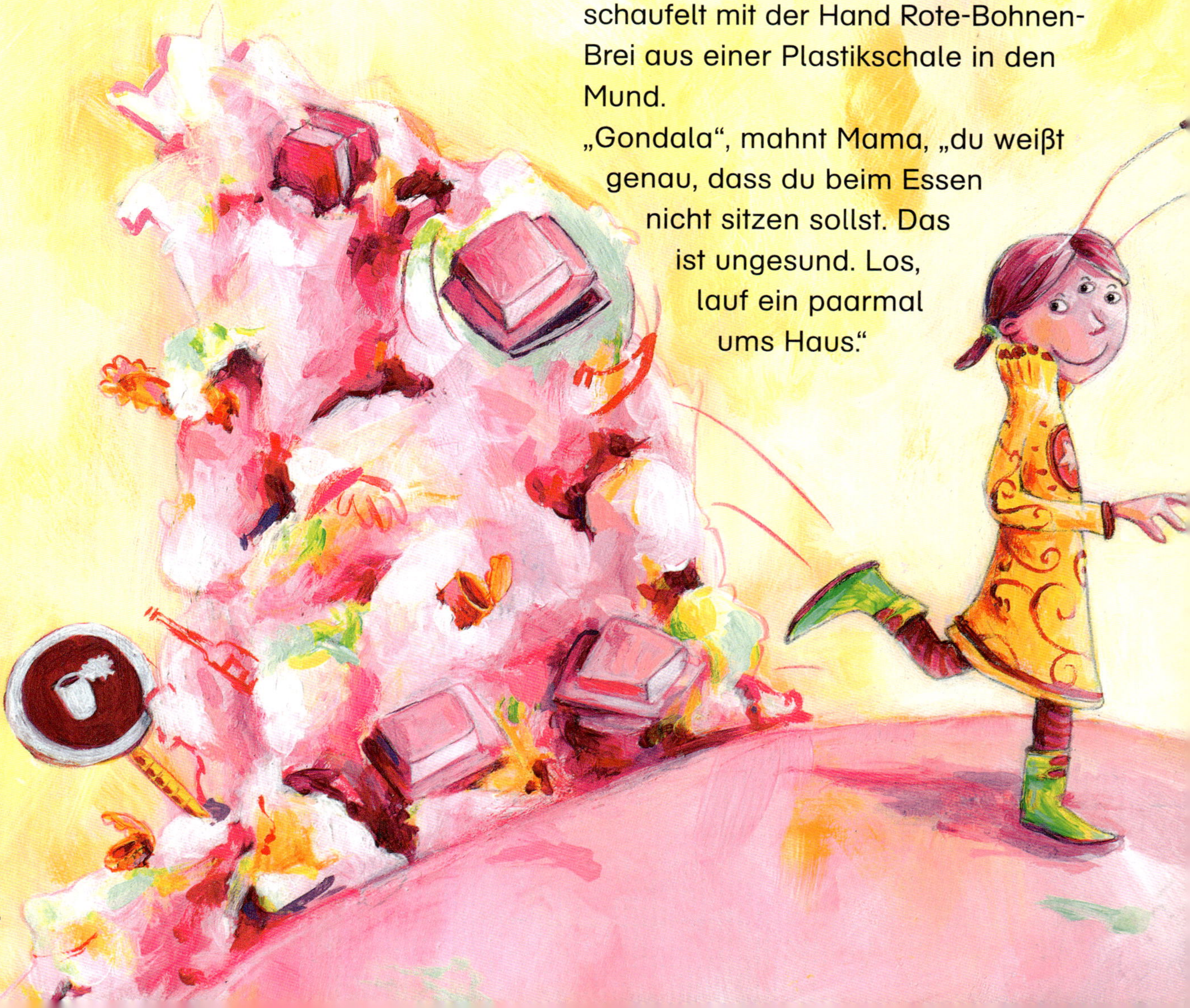

Gondala murrt. Sie hat keine Lust zu laufen.
„Dann hüpf wenigstens ein bisschen“, sagt Mama und seufzt. Es ist nicht einfach, Kindern Essmanieren beizubringen.
„Jch ess auf dem Weg zum Raumhafen“, sagt Gondala.
Gondala kann superschnell essen. Sie sind noch längst nicht am Raumhafen angekommen, da wirft Gondala die Plastikschale schon auf den Müllweg neben der Straße. Sie trifft genau den größten Müllhaufen. Cool!

Das Raumschiff ist pünktlich und wenige Stunden später landet Gondala auf dem grünen Planeten. Wunderschön sieht er aus. Überall wachsen große grüne Pflanzen mit bunten Blüten. Und da ist auch Minimi. Sie ist echt nett und zeigt Gondala die besten Plätze auf dem Planeten.
„Hast du Hunger?“, fragt Minimi nach dem Rundgang.
Gondala nickt.
„Gehen wir nach Hause, der Tisch ist schon gedeckt“, sagt Minimi. „Wir können uns gleich hinsetzen.“
Tisch? Hinsetzen?

Gondala ist verwirrt. Aber irgendwo hat sie gelesen, dass man auf manchen Planeten zum Essen am Tisch sitzt. Hoffentlich bekommt sie da keine Bauchschmerzen.
Tatsächlich. Jn Minimis Haus ist ein großer Tisch gedeckt. Eine grüne Decke liegt darauf und neben flachen, silbern schimmernden Tellern leuchten bunte Blüten.
„Die Musiker kommen sofort“, sagt Minimi. „Wir müssen uns beeilen und die Esskleider anziehen.“
Gondala erschrickt. „So was habe ich nicht.“
„Jch leih dir eines“, sagt Minimi und holt ein vornehmes langes, blaues Kleid mit Spitzen aus dem Schrank. Minimis Kleid ist grün und hat Rüschen.
Jm Esszimmer begrüßt Minimis Mutter Gondala und reicht ihr ein seltsames Gerät.

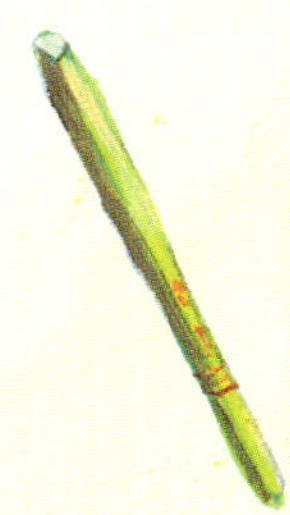

„Wofür ist das?“, fragt Gondala.
„Für die Schbagedi“, sagt Minimi.
Sie gibt Gondala ein langes Rohr mit einer grünen Flüssigkeit darin. Seltsam.
Das Essen ist anstrengend.
Die Schbagedi sind in einer roten Soße und rutschen immer weg.

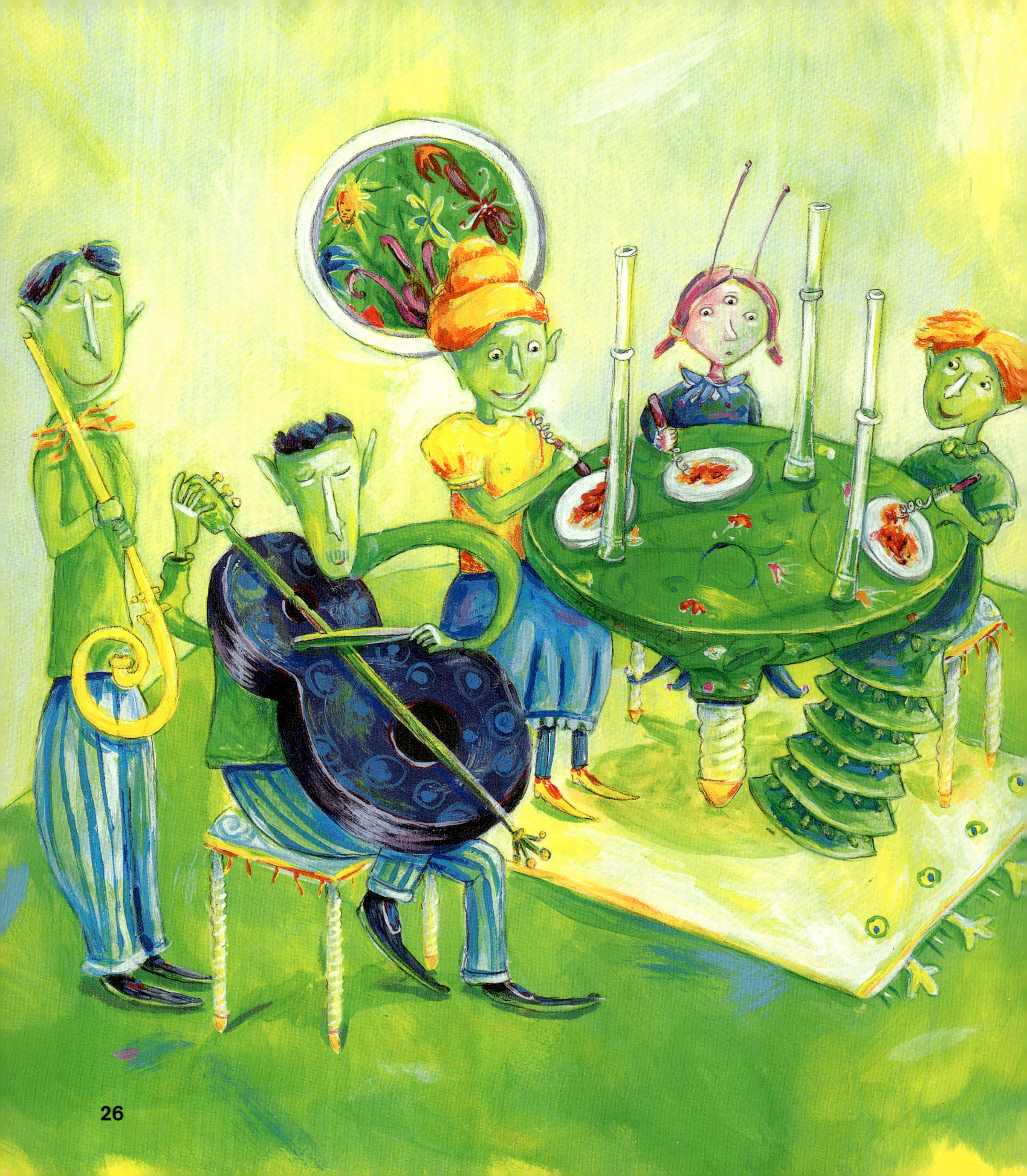

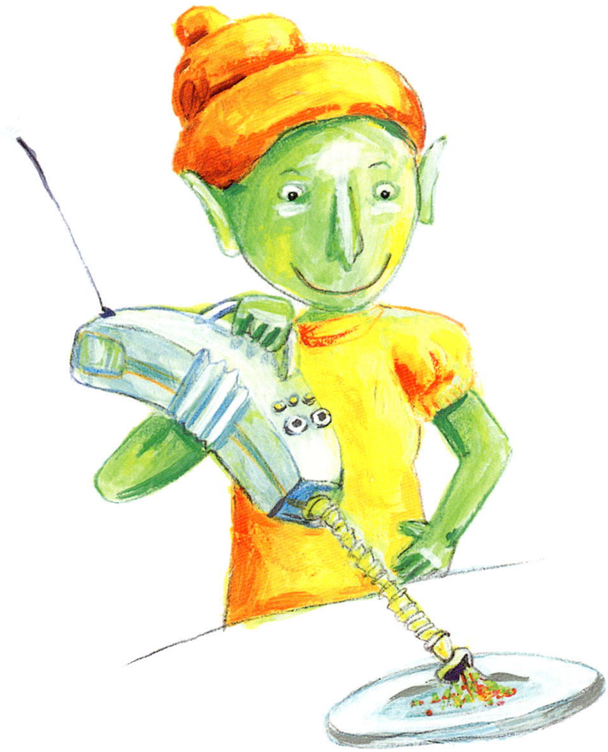

Aber die Finger darf man hier nicht benutzen.
Alle sitzen still und gerade auf hohen Hockern. Die Musiker spielen abwechselnd. Wenn der eine über die Saiten streicht, wird gegessen, wenn der andere in seine Flöte bläst, trinkt man aus dem langen Rohr.
Nach dem Essen will Gondala höflich den Teller aus dem Fenster auf den Müllhaufen werfen, aber da ist ein Garten mit roten und gelben Blumen. Minimis Mutter sammelt die Teller ein, streut grünes Pulver darauf und saugt alles mit einem kleinen Gerät ab.

Am Abend liegen Gondala und Minimi lange wach.
Gondala erzählt: „Bei uns heißt es immer, man darf beim Essen nicht still sitzen, sonst kriegt man Bauchweh."
„Oje", sagt Minimi, „hast du jetzt Bauchweh?"
„Nein", sagt Gondala überrascht. „ Aber mir tut die Hand weh vom Schbagedi-Drehen."
„Jm Buch der fremden Planeten steht, dass es auf der Erde Menschen gibt, die mit zwei Stäbchen essen", erklärt Minimi.
Gondala nickt. „Oder mit Geräten, die Messer und Gabel heißen!"
„Verrückt", sagt Minimi.
Gondala nickt wieder, dann schläft sie ein und träumt von Schüsseln und Tellern voller Essen und einem riesigen Berg seltsamer Essgeräte!

Gitta Edelmann

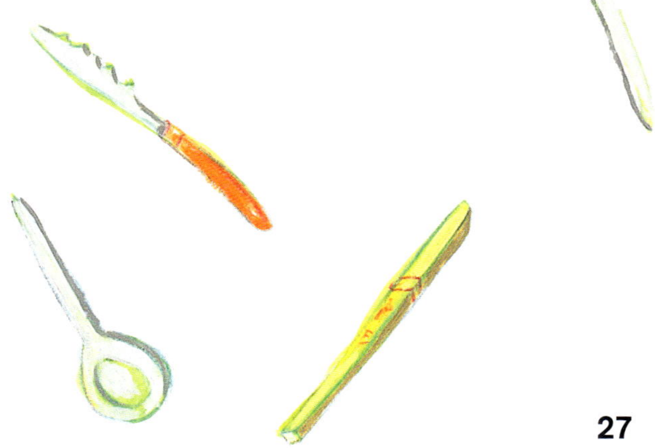

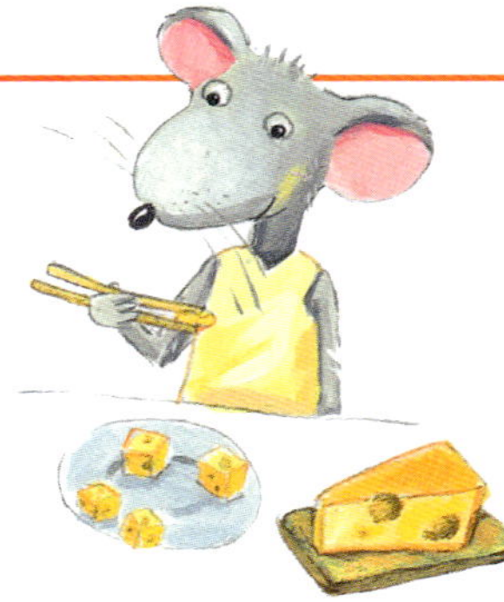

Wer isst wie?

● Gondala ist eine superschnelle Esserin. Hektisch essen ist für die Bewohner des roten Planeten normal.
Der Bauch der Erdbewohner ist dafür nicht gemacht. Bei schnellem Essen merken Erdbewohner zu spät, dass sie satt sind, und sie schmecken nicht genau, was sie essen.

- Auf den Bildern siehst du schnelle und langsame Esser. Kannst du sie erkennen?

● Bist du ein schneller Esser oder isst du lieber langsam?
Wenn du ein Schnell-Esser bist, spiel mit deiner Familie ein paar Langsam-Esser-Spiele.

- Zeitlupen-Essen am Abend

Esst wie in Zeitlupe. Gaaaaanz langsam. Wer isst am langsamsten?

- Stopp-Essen am Mittag

Reihum wird jeder zum Stopp-Rufer. Bei „stopp“ legt ihr alle das Besteck weg. Esst erst bei „weiter“ weiter.

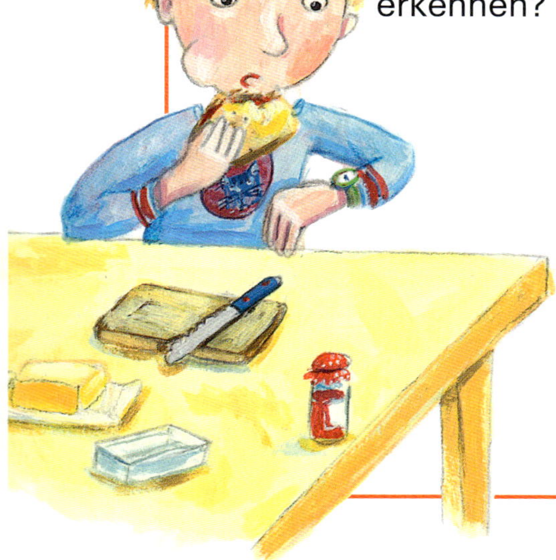

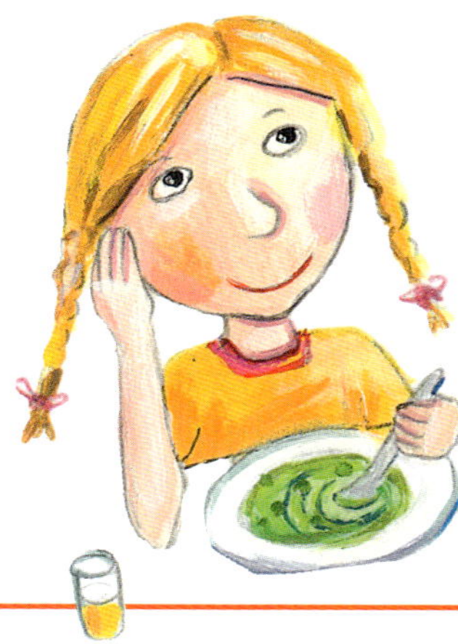

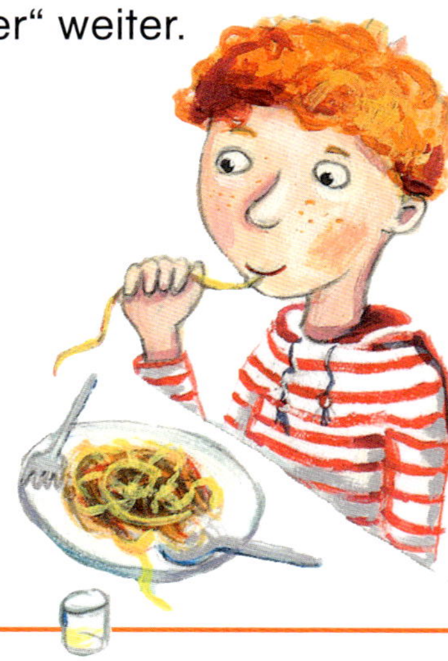

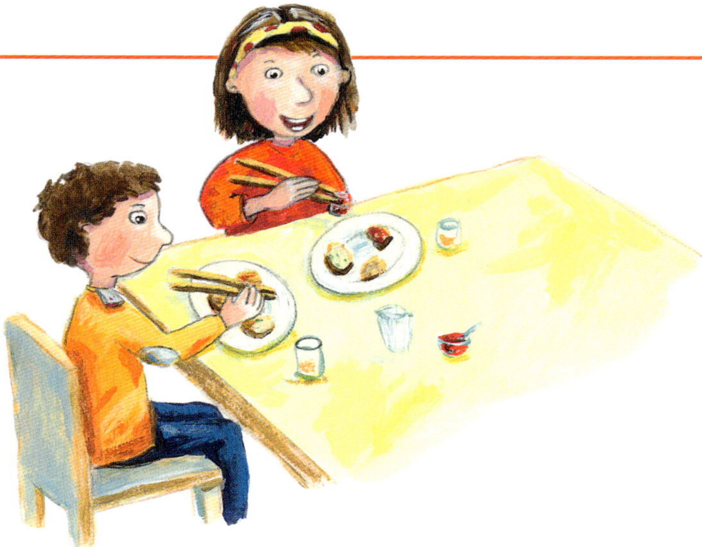

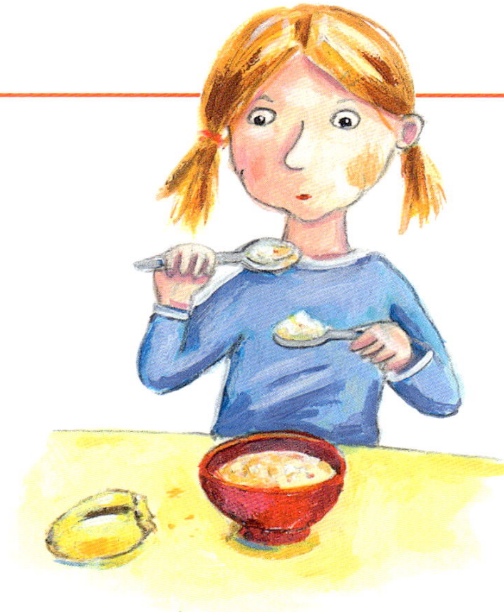

• Stäbchen-Frühstück am Sonntag

Schneidet euer Brot in kleine Würfel und befördert sie mit zwei Stäbchen in den Mund. Eins nach dem anderen. Wenn ihr lieber Müsli esst, nehmt ihr zwei Puppenlöffel.

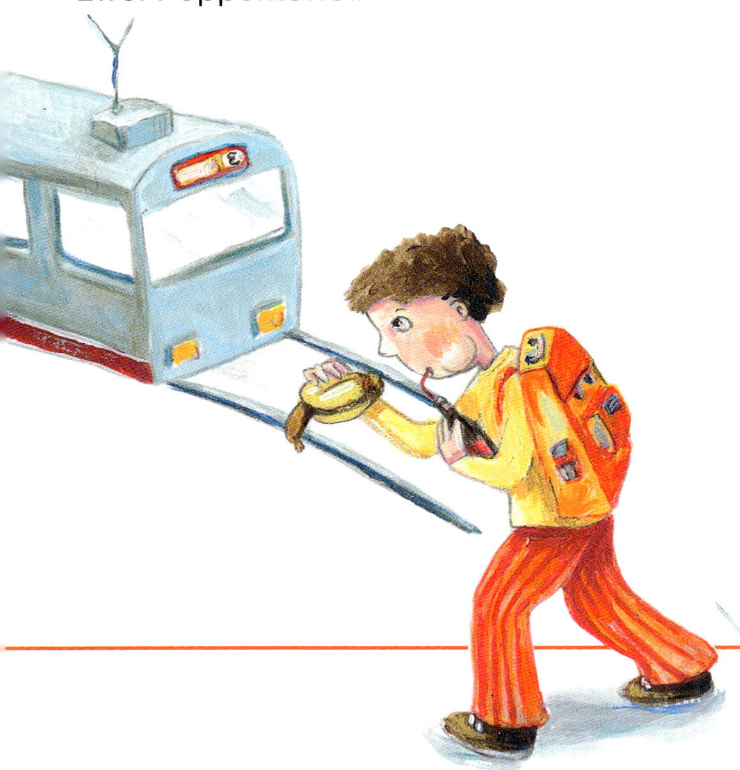

• Wer zu langsam isst, kann das Spiel „Würfelkönig“ ausprobieren. Jhr braucht einen Würfel, eine Mütze als Krone, Handschuhe, einen Schal und einen Teller mit leckeren Brotscheiben.

Reihum wird gewürfelt. Wer eine Sechs würfelt, ist Würfelkönig, darf Mütze, Schal und Handschuhe anziehen und mit Messer und Gabel von den Broten abschneiden und essen. Wenn der Nächste eine Sechs würfelt, heißt es wieder: schnell alles anziehen und essen ...

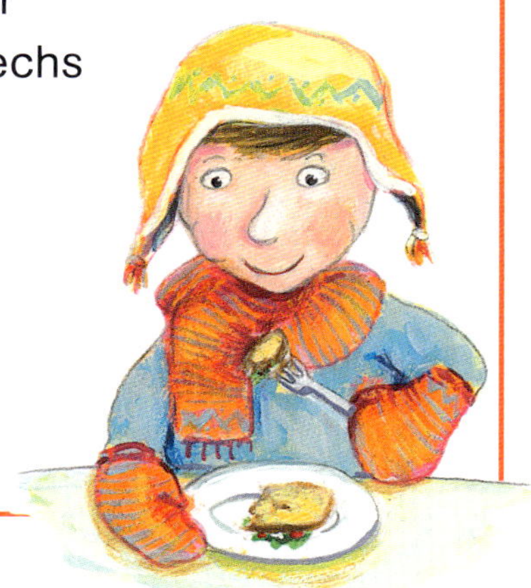

Essen wie die Außerirdischen

● Für Gondala war das Abendessen bei Minimis Familie ziemlich aufregend. Die Außerirdischen auf dem roten Planeten haben ganz andere Tischsitten und Bestecke und man muss sich für das Essen richtig fein machen.

● Jhr könnt auch ein außerirdisches Festessen gestalten. Dafür braucht ihr:

- Schaschlik-Stäbchen und Zahnstocher
- Mond- und Sterne-Ausstecher
- Obstmesser
- Möhren, Salatgurken, kleine Tomaten, Mozzarella-Bällchen, Radieschen, ein Stück Wassermelone, Salatblätter, gelbe und rote Paprika, Kürbiskerne oder was ihr sonst noch so in der Küche findet.

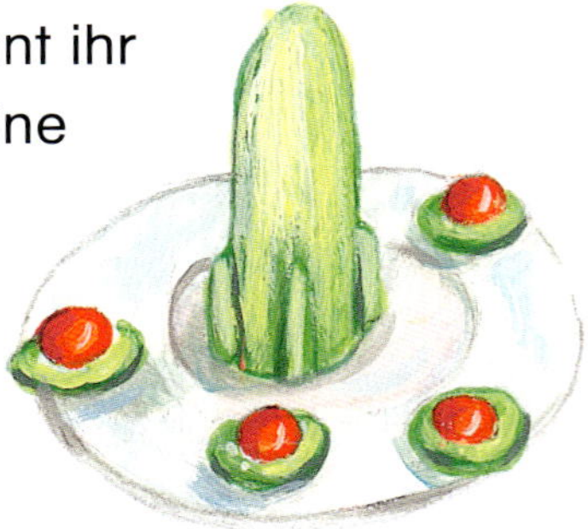

- Aus der Gurke könnt ihr mit einem Messer eine Rakete schneiden. Darum herum könnten kleine Ufos fliegen.

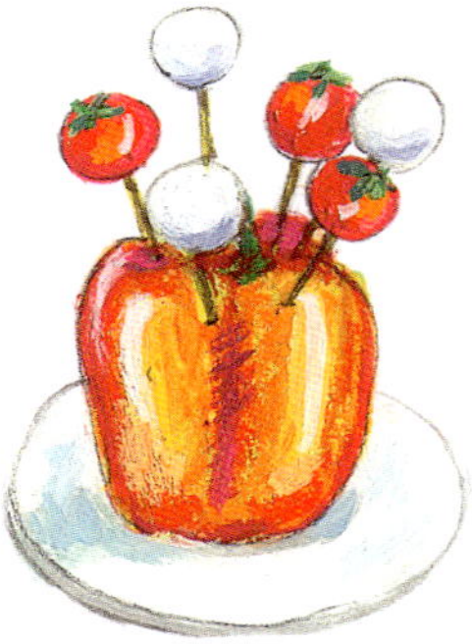

- Vielleicht werden aus den Paprika Sputniks.

- Zum Nachtisch könnt ihr einen Ausflug ins Weltall machen und dort rote Sterne und Monde pflücken.

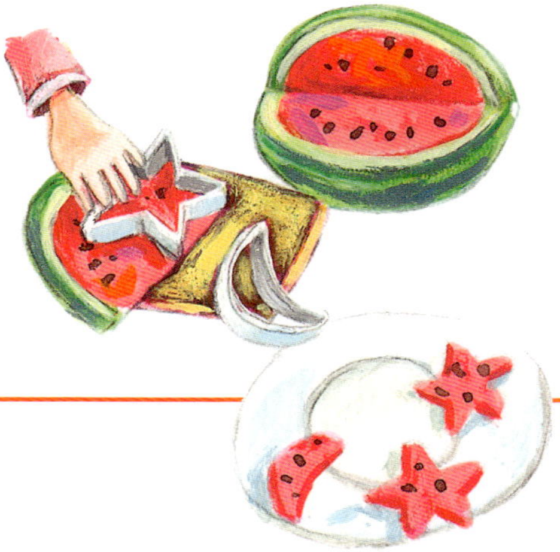

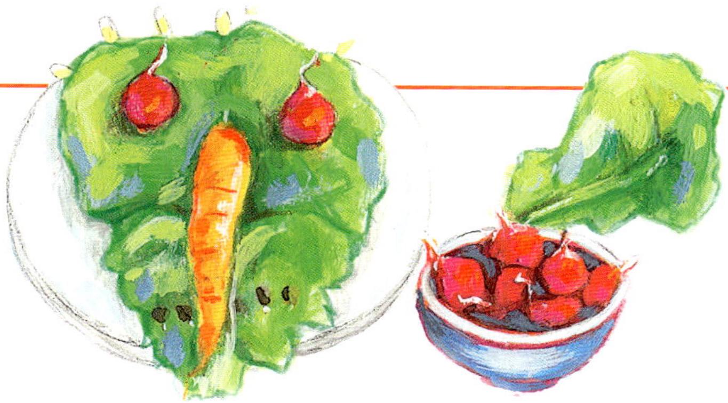

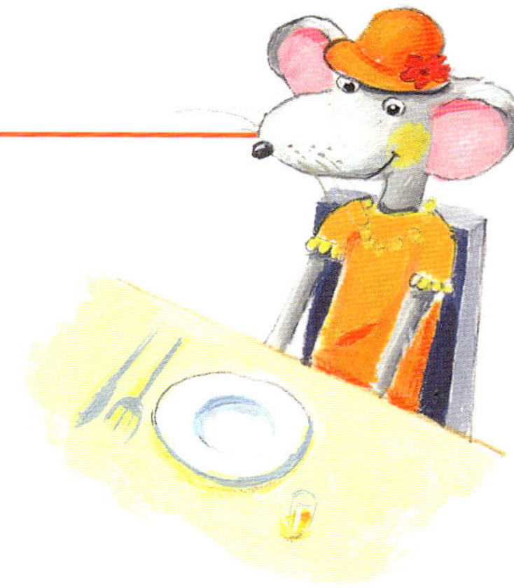

- Aus den Möhren, Kürbiskernen, Radieschen und Salatblättern macht ihr lustige außerirdische Gesichter.

- Jetzt legt ihr eine schöne Tischdecke auf und stellt Teller und Gläser auf den Tisch.
Mit welchem Besteck wird wohl auf diesem Planeten gegessen?

Außerirdischer Tischschmuck aus Gold- und Silberfolie glänzt besonders schön.
Und eure bunten Gemüseerfindungen machen richtig Appetit.

- Nun noch ein vornehmes Esskleid anziehen oder einen schönen Schal umbinden und das Festmahl kann beginnen!

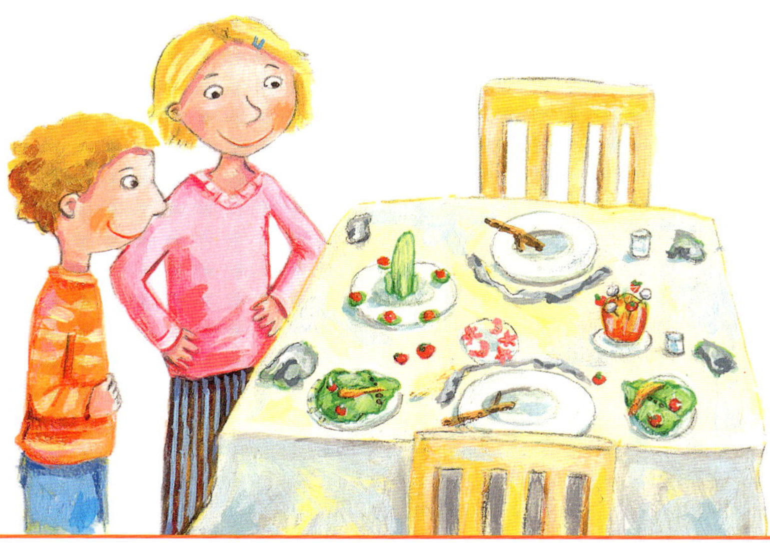

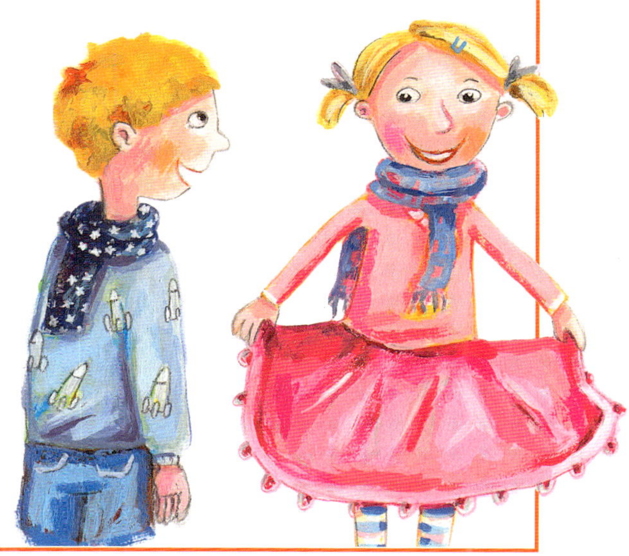

Räuber Speckbauch

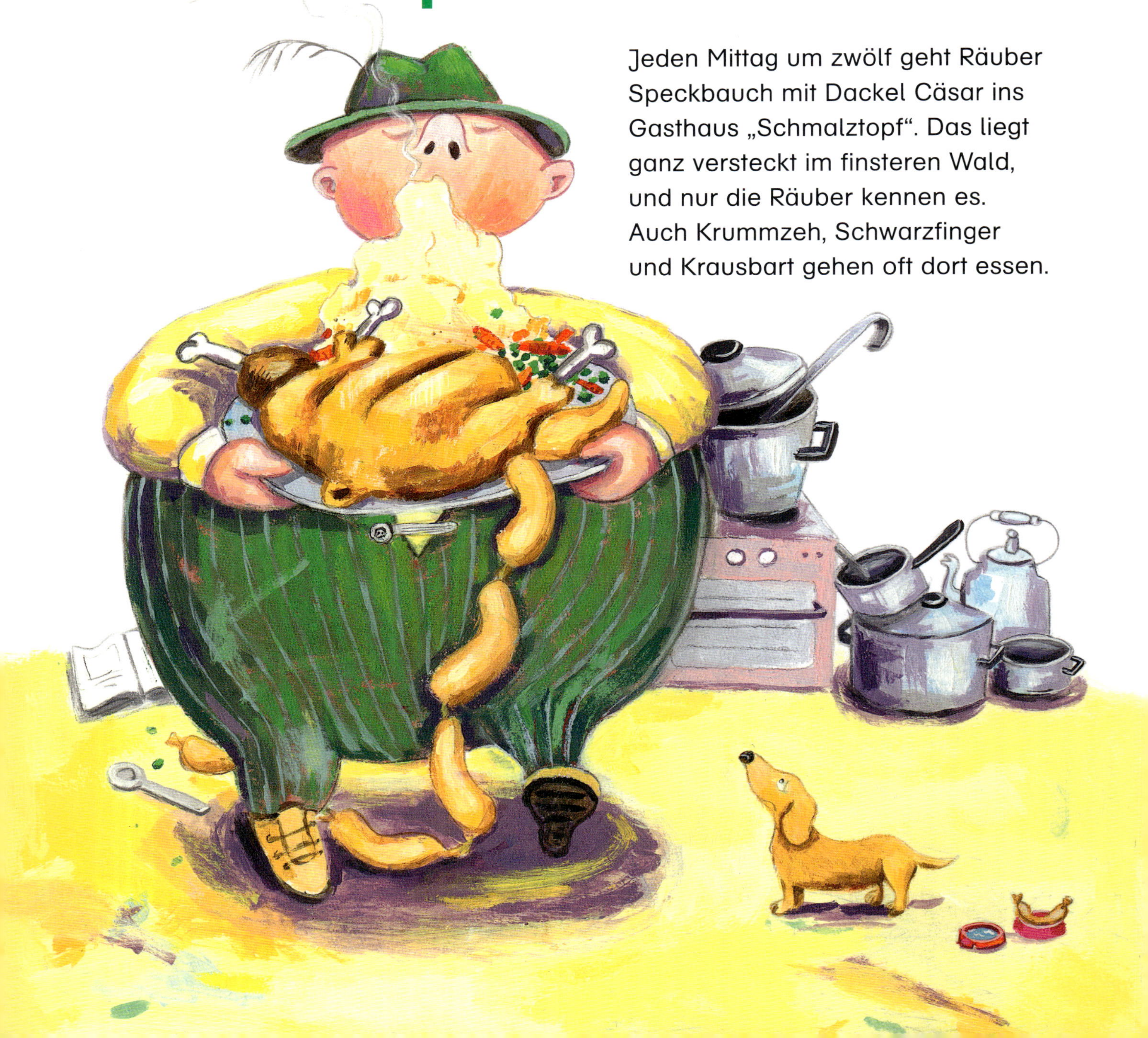

Jeden Mittag um zwölf geht Räuber Speckbauch mit Dackel Cäsar ins Gasthaus „Schmalztopf“. Das liegt ganz versteckt im finsteren Wald, und nur die Räuber kennen es. Auch Krummzeh, Schwarzfinger und Krausbart gehen oft dort essen.

Doch keiner schlägt sich den Bauch so voll wie Speckbauch. Kaum hat er den ersten Schweinebraten verschlungen, bestellt er schon den zweiten.
Dackel Cäsar sitzt unterm Tisch und schüttelt den Kopf.
Jhm genügen ein Würstchen und ein Napf voll Wasser.
„Da, happi-happi!“, lockt der Räuber mit einem fetten Stück Braten.
Doch Cäsar will nicht.
„Du bist mir ein schöner Räuberdackel!“, knurrt Speckbauch und bestellt schon mal Sahnetorte und Eis.

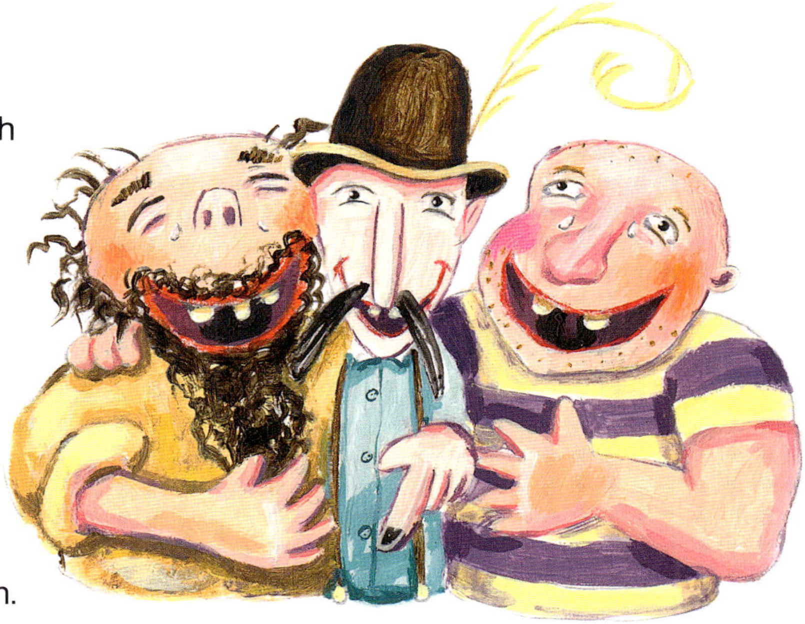

Jrgendwann werden Speckbauch die Portionen zu klein. Als die Köchin gerade mal weg ist, schleicht er in die Küche. Da entdeckt er das dicke Kochbuch mit den vielen bunten Bildern.
„Das muss ich haben!“, brummt er und – GRAPSCH – hat er es geraubt.
„Schau, Cäsar! Jetzt kochen wir selbst!“, grunzt Speckbauch zufrieden.
Und was für Portionen er kocht! Dackel Cäsar kneift entsetzt die Augen zu.
Schon nach wenigen Wochen passen dem Räuber die Hosen nicht mehr.
Er kramt in der Räubertruhe und holt die Hosen von Onkel Fettbacke heraus.
Der war noch dicker als er.
Doch auch diese Hosen kneifen bald.
„Macht nix“, meint Speckbauch.
„Jch habe ja noch die von Großvater Biertonne.“
Der war noch ein bisschen dicker als der Onkel.
Dackel Cäsar seufzt tief.

Eines Abends, nachdem der Räuber eine gewaltige Hirschkeule verschlungen hat, macht es plötzlich KRACKS und das Bett kracht unter ihm zusammen.
Dackel Cäsar flüchtet ins Freie.
Jnzwischen passt dem Räuber keine einzige Hose mehr, sondern nur noch das riesige Nachthemd von Urgroßvater Suppenmonster. Der war nämlich am allerdicksten.

Eines Tages kommen Krummzeh, Schwarzfinger und Krausbart zu Besuch. Speckbauch steht im Nachthemd am Herd und kocht schnaufend und stöhnend sein Mittagessen.
„Bei den Käsfüßen meiner Großmutter!", schreit Krummzeh. „Wie siehst du denn aus?"
Schwarzfinger und Krausbart machen sich fast in die Hosen vor Lachen.

Mühsam schleppt Speckbauch sich zum Bach. Er betrachtet sein Spiegelbild im Wasser und ist entsetzt.
Verflixt und zugenäht! Das soll ich sein? Der tolle, starke, wilde Räuber, vor dem alle erschrecken? Der die Wildschweine mit bloßen Händen fängt und auf die höchste Tanne im Wald klettern kann?
Plötzlich fiept es und Dackel Cäsar legt dem Räuber ein Kochbuch vor die Füße. „Gesund und lecker – Wie man seinen Speckbauch wegbekommt" steht darauf.
Speckbauch grinst bis über beide Ohren. „Mensch, Cäsar, wo hast du denn das her? Mir scheint, aus dir wird doch noch ein richtiger Räuberdackel!"

Christa Kempter

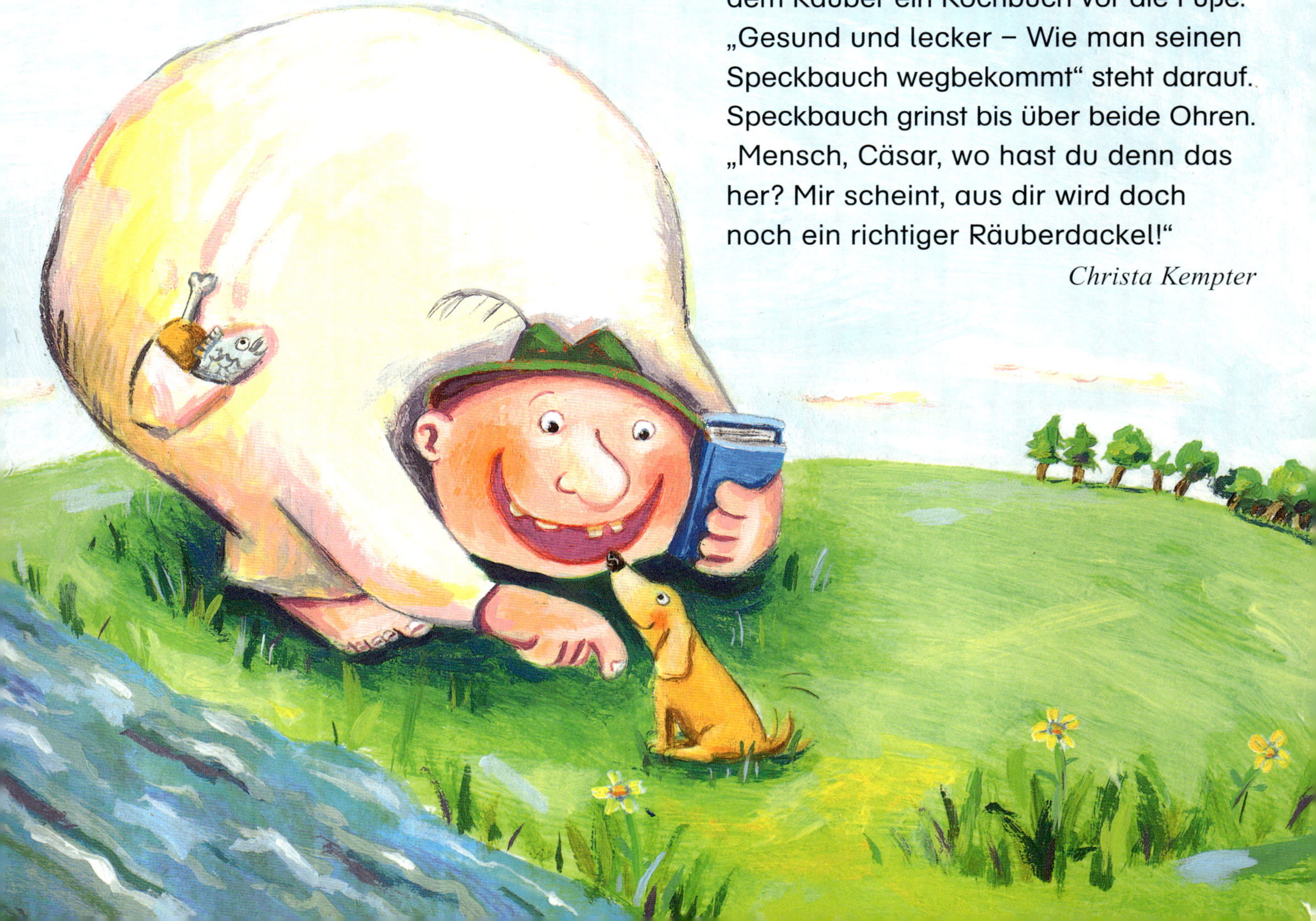

Nimmersatt

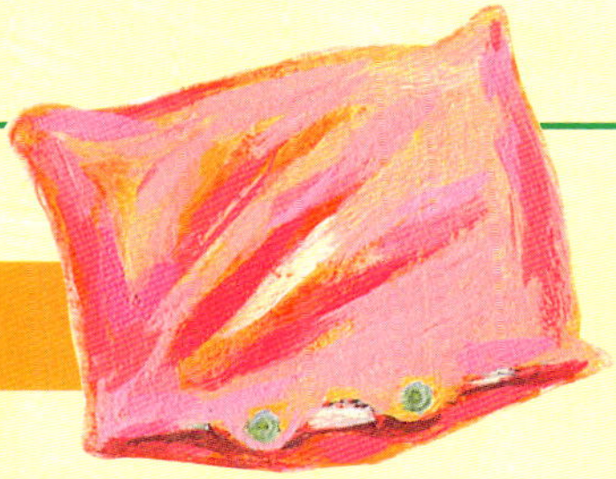

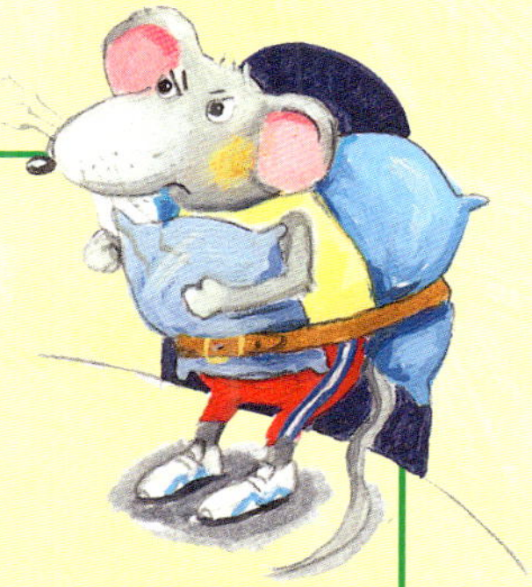

Mit Kissenbauch

Räuber Speckbauch futtert und futtert und wird so dick, dass er nur noch ins Nachthemd von Urgroßvater Suppenmonster passt.

- Du kannst auch Speckbauch im Monsterhemd spielen.

Zieh dir ein großes T-Shirt oder ein Nachthemd an und eine Trainingshose. Dann stopfst du dir kleine Kissen in die Hose und große Kissen vor den Bauch und hinter den Rücken. Wenn sie nicht halten, bindest du dir einen Gürtel um.

Und jetzt? Beweg dich:

- Schlag einen Purzelbaum.
- Steig auf einen Stuhl.
- Balanciere auf einer Schnur oder auf einer Teppichkante.
- Renne eine Treppe hoch oder tanze.

Geht es dir wie Räuber Speckbauch? Alles ist ein bisschen anstrengender und du kommst schneller ins Schwitzen?

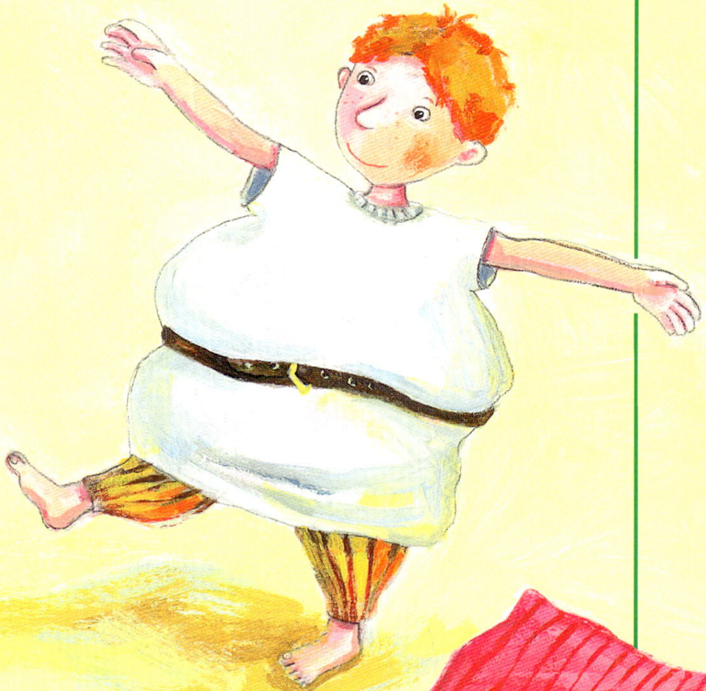

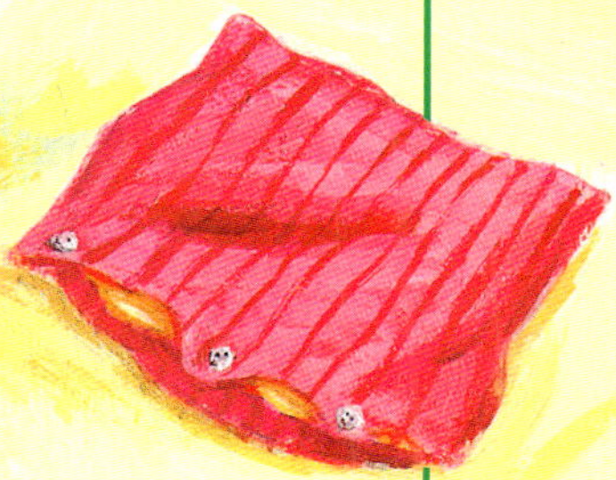

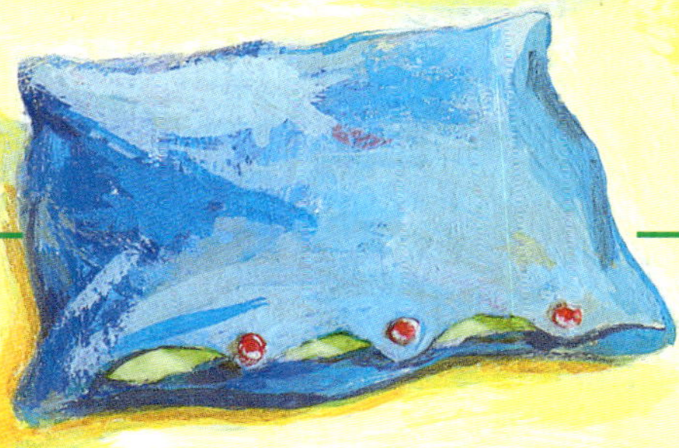

Superrezept

Speckbauch ist das Dicksein leid. Jm Spiegelbild erkennt er sich gar nicht mehr wieder. Zum Glück hat Dackel Cäsar ein Kochbuch gefunden. Neugierig schaut Speckbauch unter Nachtisch nach. „Nur wenn's da ein Superrezept gibt, taugt das Buch was", sagt er zu Cäsar.

Ruckzuck hat Speckbauch den Powercocktail aus dem Buch zubereitet. Bei Cäsars strengem Dackelblick konnte er nicht schummeln, sonst hätte er mehr Eis genommen.

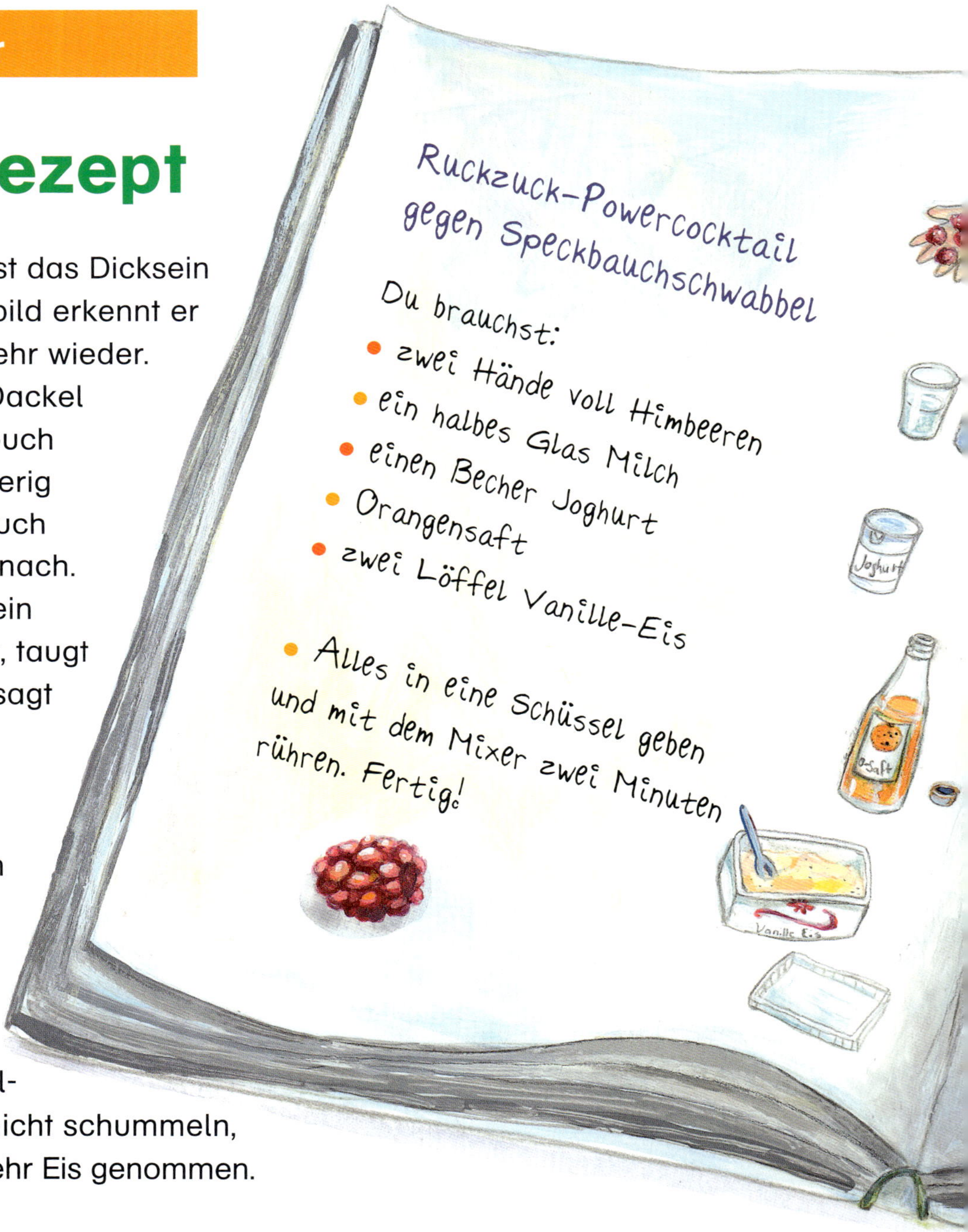

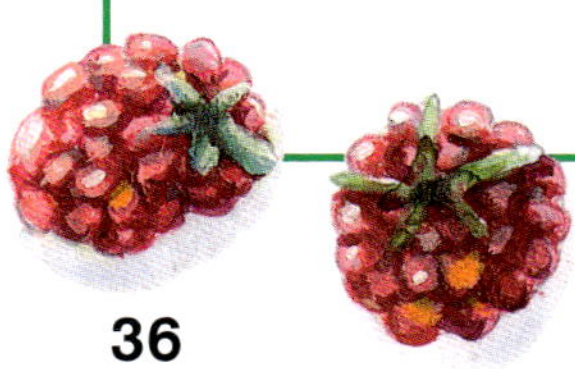

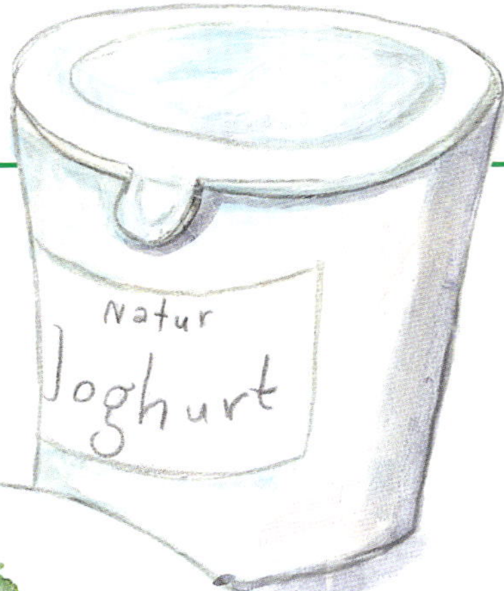

Natur
Joghurt

● Auf der nächsten Seite im Kochbuch gibt es ein Leckerschmecker-Rätsel. Hier darf sich Speckbauch etwas aussuchen. Er muss genau hinschauen. Was isst er wohl am liebsten, was eher nicht und was schmeckt vielleicht gar nicht?

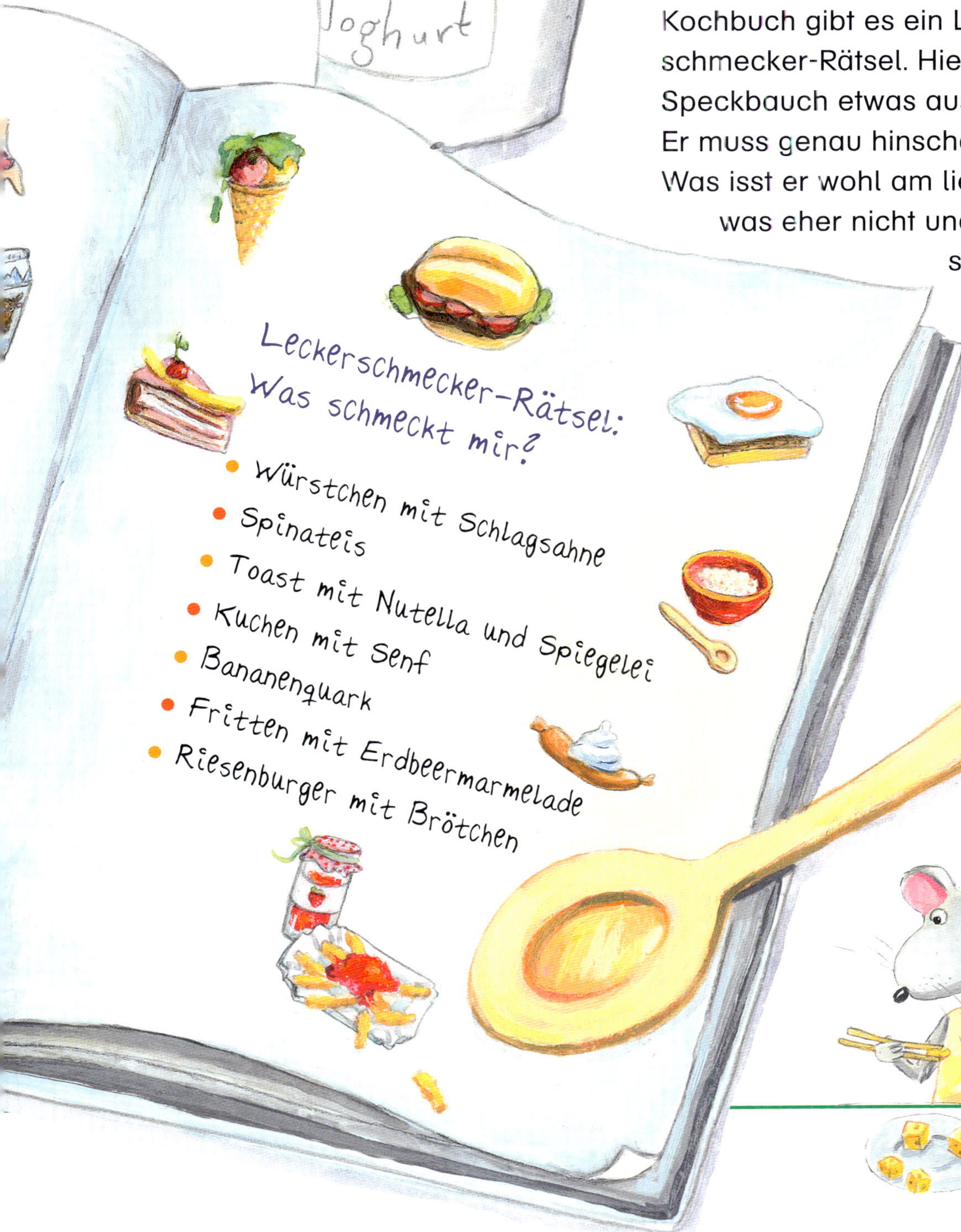

Leckerschmecker-Rätsel:
Was schmeckt mir?
Würstchen mit Schlagsahne
Spinateis
Toast mit Nutella und Spiegelei
Kuchen mit Senf
Bananenquark
Fritten mit Erdbeermarmelade
Riesenburger mit Brötchen

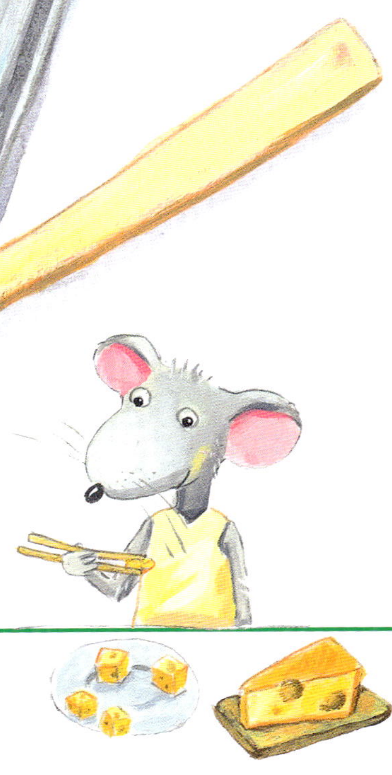

Nimmersatt

Jm Labyrinth

● Damit Speckbauch bald wieder in seine alten Hosen passt, muss er sich auch bewegen.
Dazu hat er überhaupt keine Lust.
Aber Dackel Cäsar ist schlau!
Er geht mit Speckbauch ins Waldlabyrinth und als sie mittendrin sind, haut er einfach ab.
Speckbauch muss alleine den Weg nach Hause finden.

• Hilfst du ihm?
Finde den längsten und sportlichsten Weg zur Räuberhöhle, damit Speckbauch ordentlich ins Schwitzen kommt.

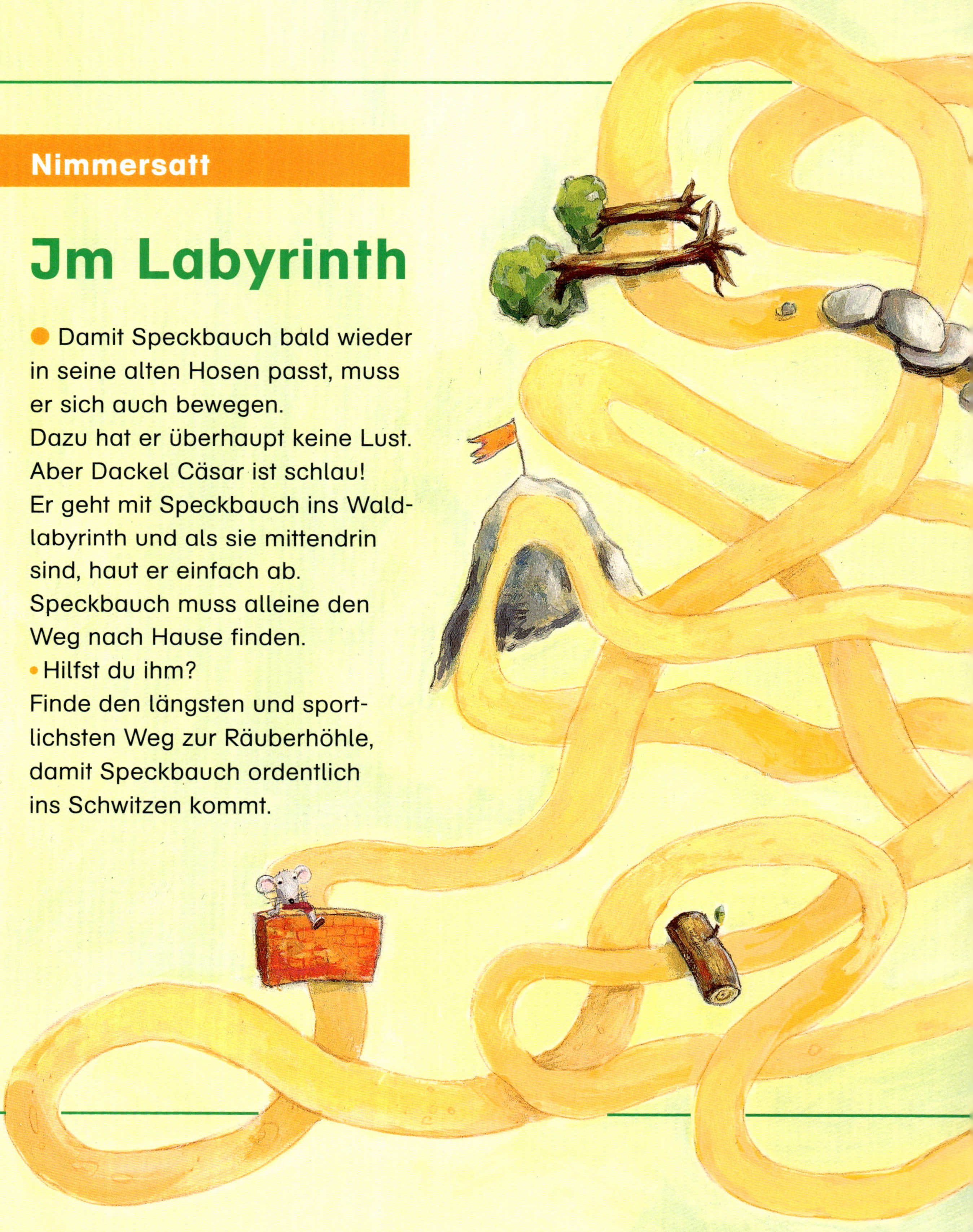

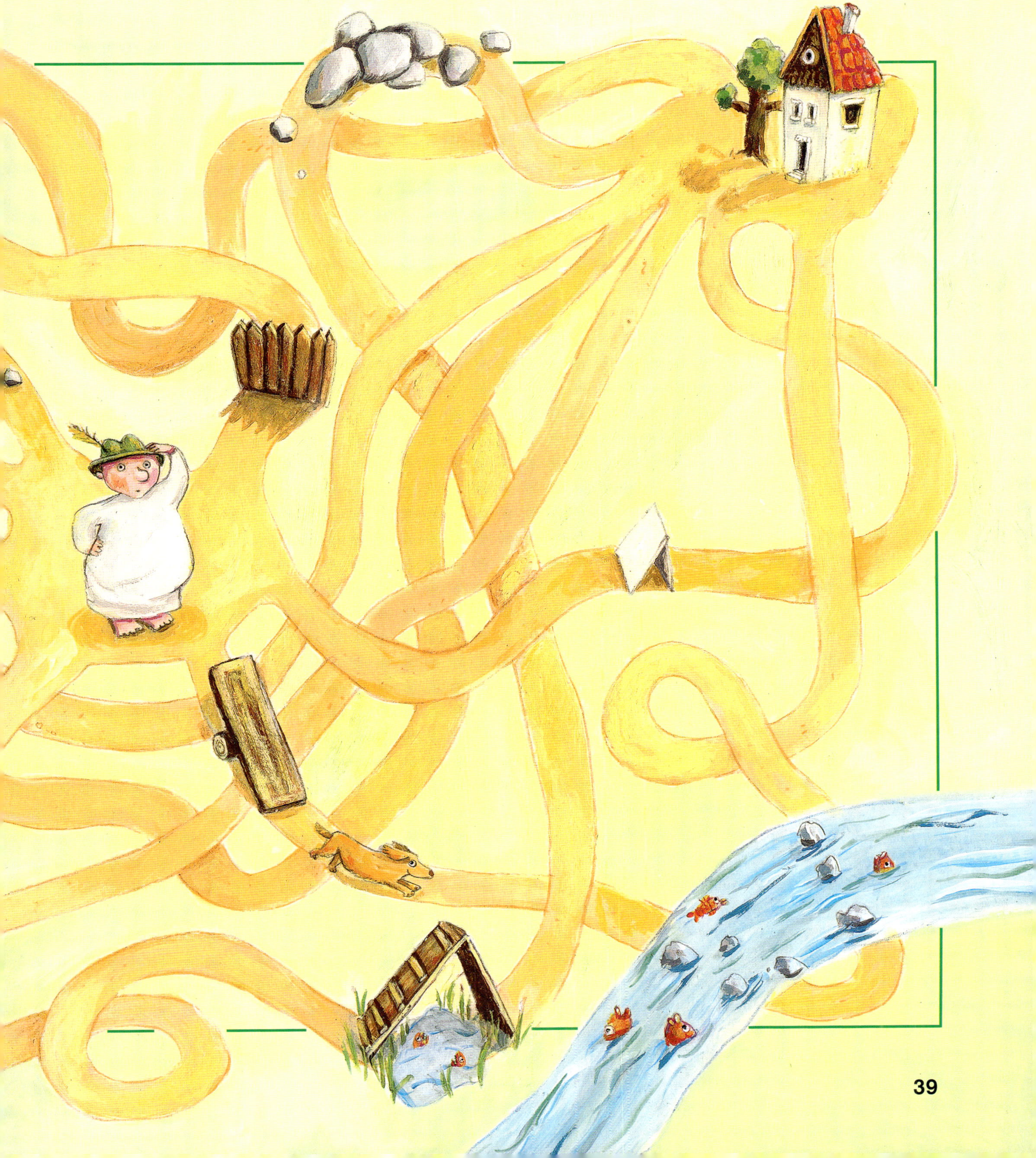

Legen Kühe Schokolade?

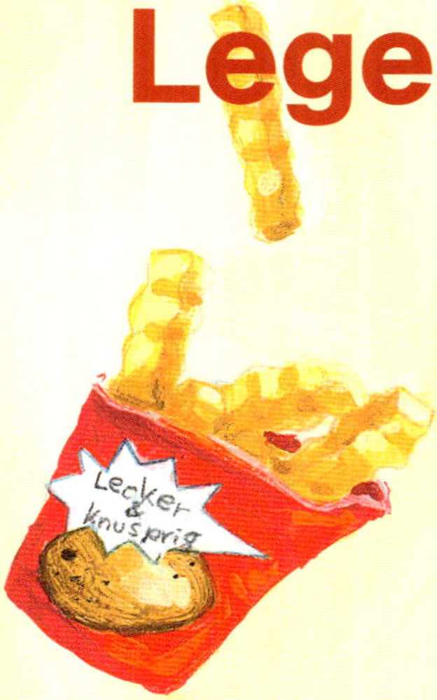

Sprießt das Sauerkraut auf Bäumen?
Fühlt es sich dort wohl?
Oder ist es ständig sauer
wie ein Stinkekohl?

Wächst Spinat in Tiefkühltruhen?
Oder auf dem Feld?
Mögen Kinder dieses Grünzeug
auf der ganzen Welt?

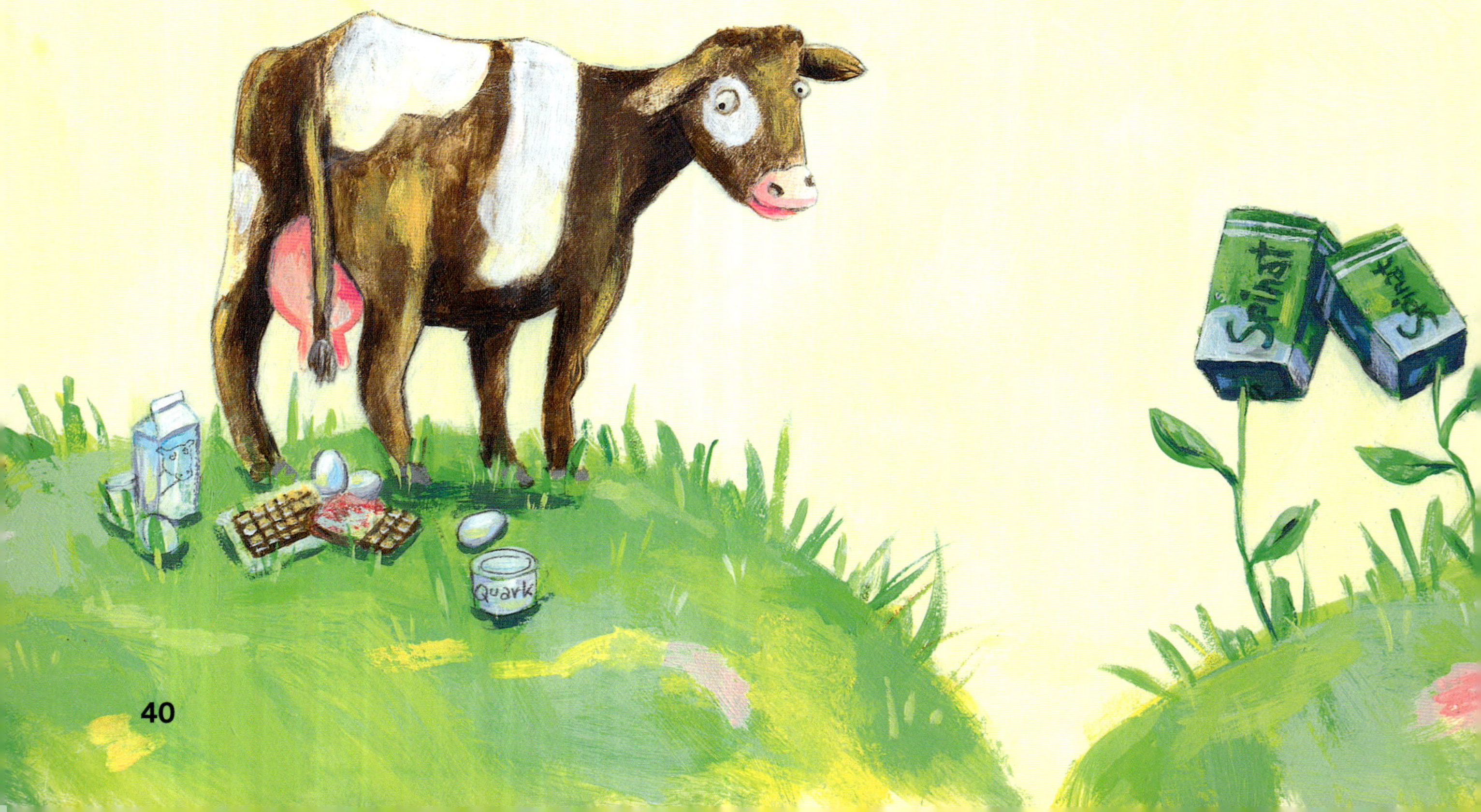

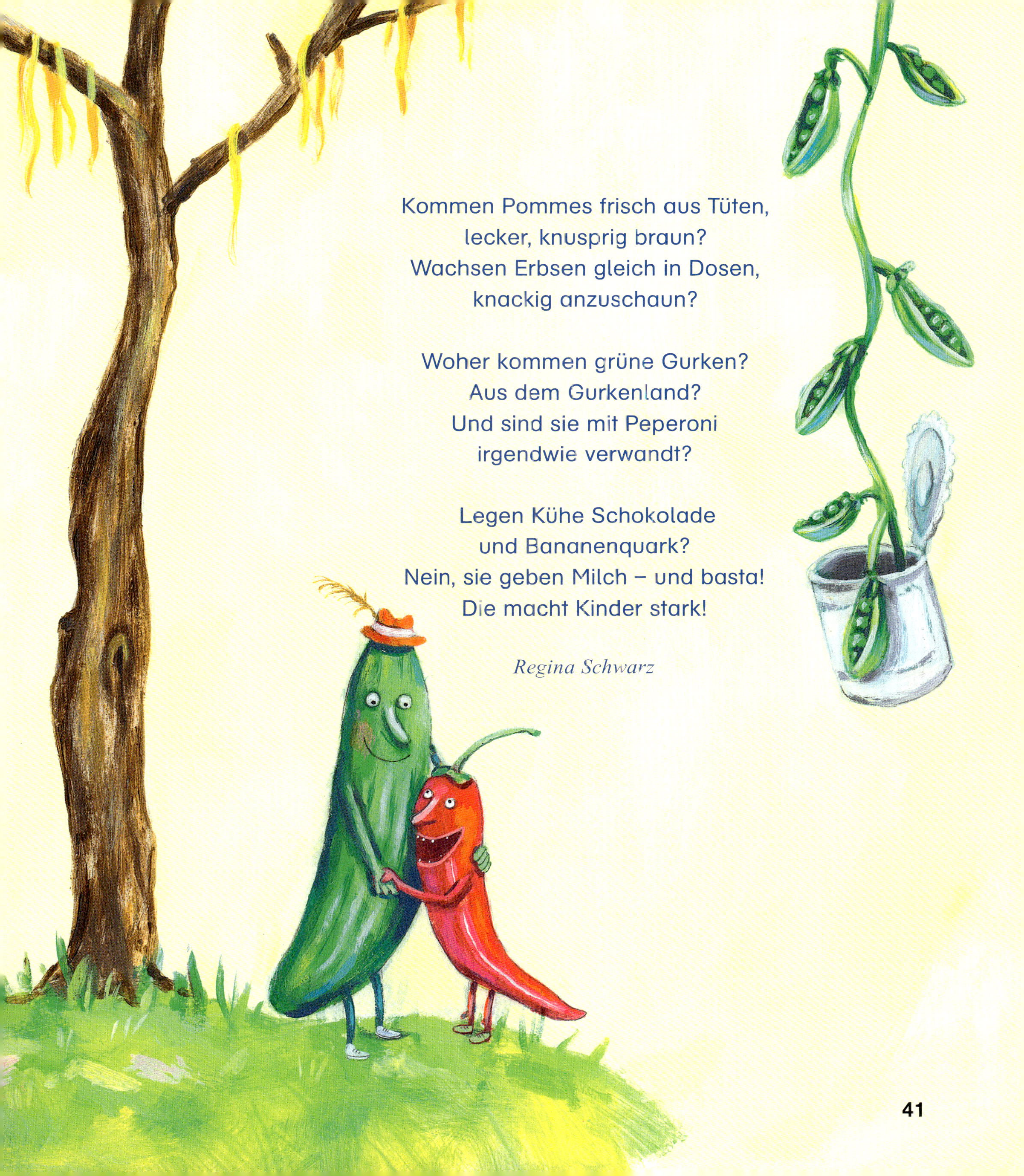

Kommen Pommes frisch aus Tüten,
lecker, knusprig braun?
Wachsen Erbsen gleich in Dosen,
knackig anzuschaun?

Woher kommen grüne Gurken?
Aus dem Gurkenland?
Und sind sie mit Peperoni
irgendwie verwandt?

Legen Kühe Schokolade
und Bananenquark?
Nein, sie geben Milch – und basta!
Die macht Kinder stark!

Regina Schwarz

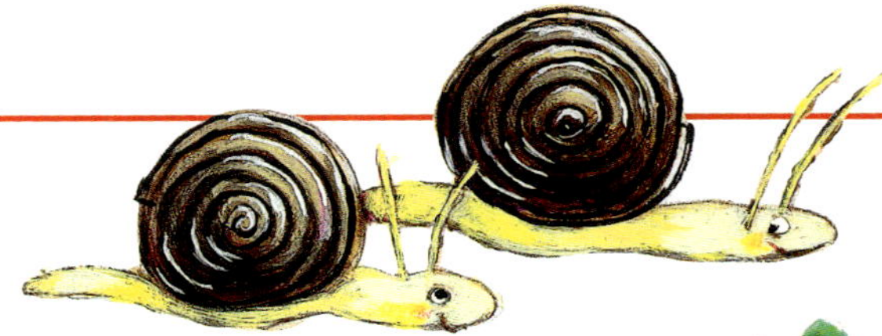

Lakritz?

Ein Suchspiel

● Wächst Sauerkraut wirklich auf Bäumen und Spinat in Tiefkühltruhen? Schau dir die Bilder an: Was kommt woher? Welche Bilder der rechten und linken Seite gehören zusammen?

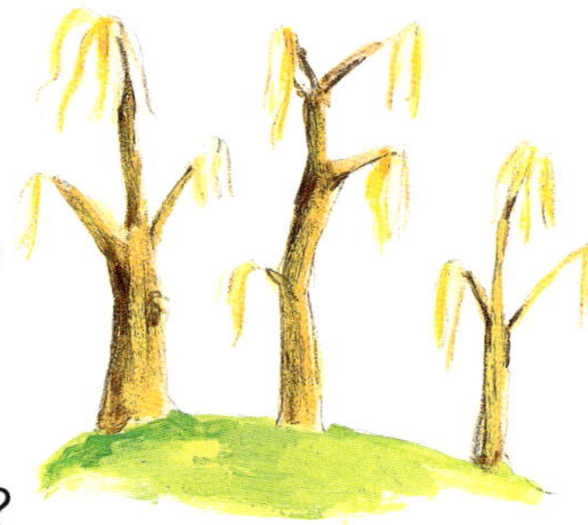

Sauerkraut?

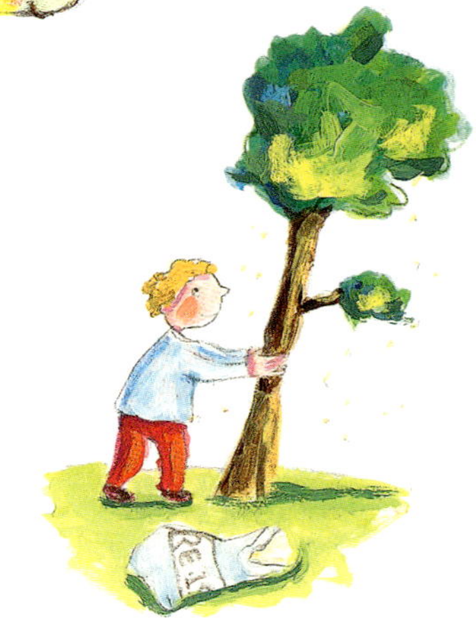

Mehl?

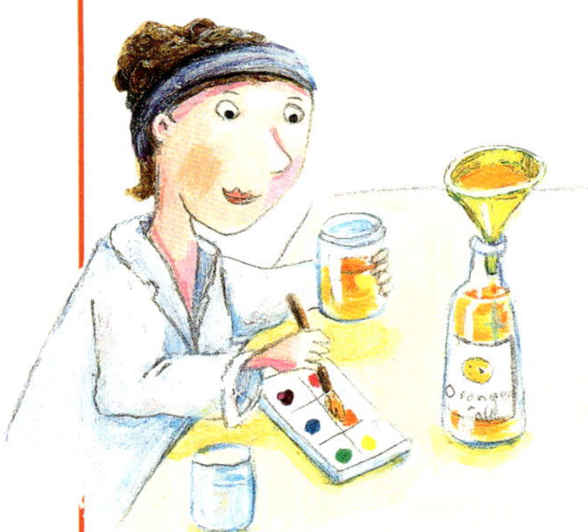

Orangensaft?

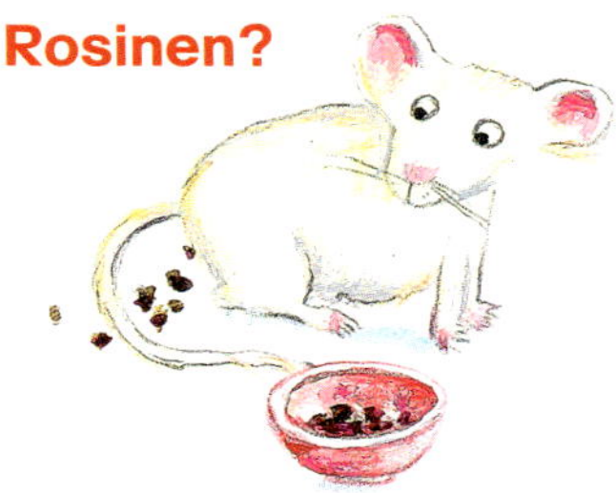

Rosinen?

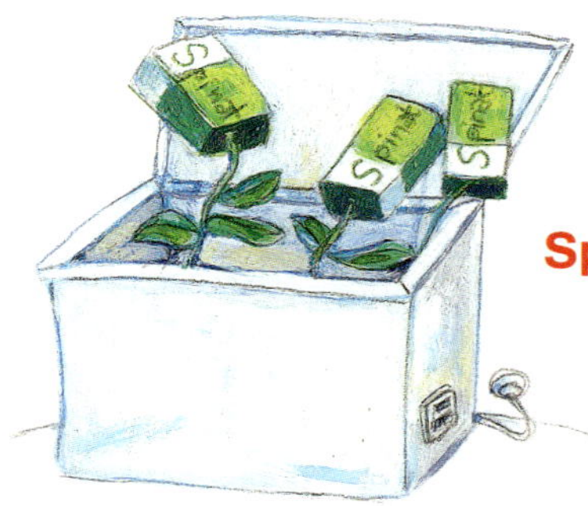

Spinat?

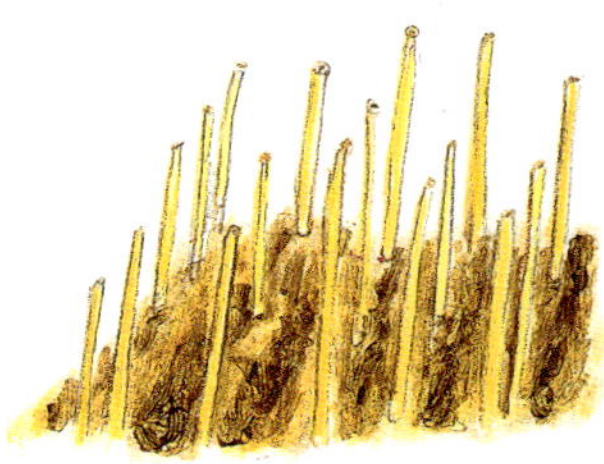

Spaghetti?

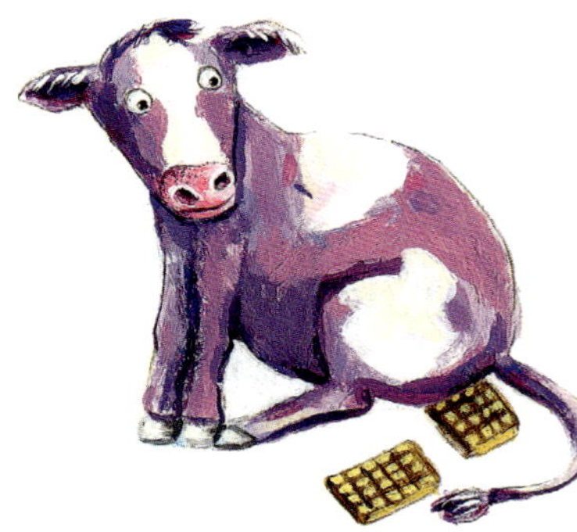

Schokolade?

Reis?

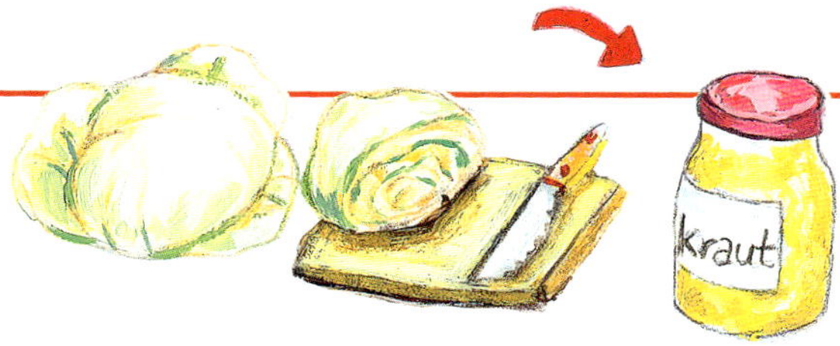

Sauerkraut aus Kohl

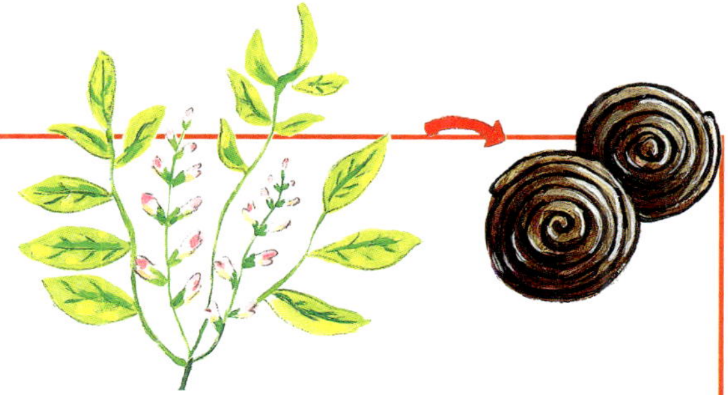

Lakritz aus der Süßholzpflanze

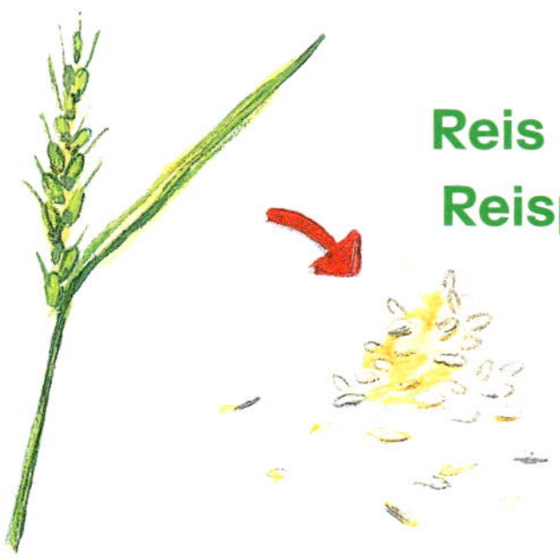

Reis aus der Reispflanze

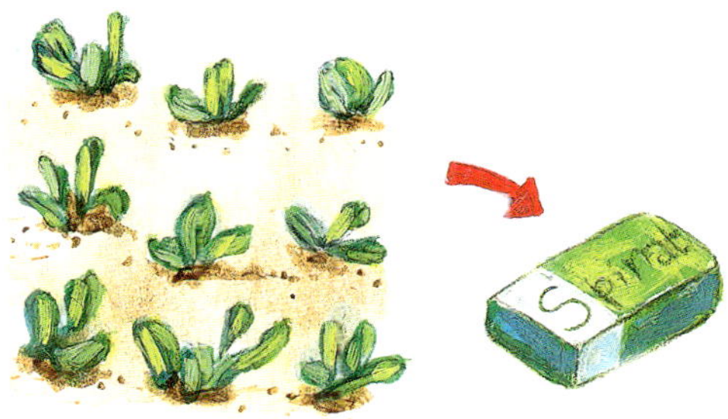

Spinat vom Feld

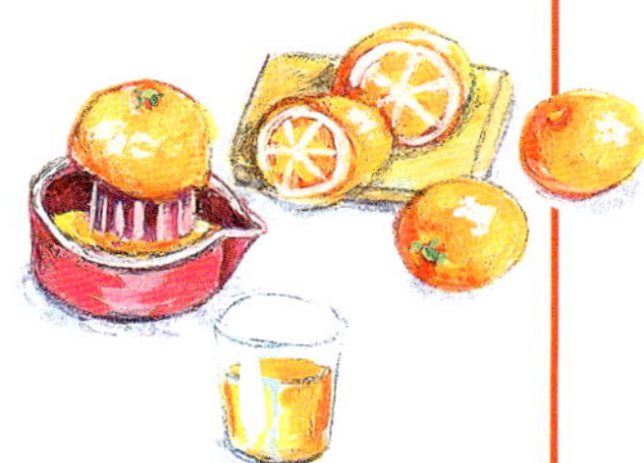

Orangensaft aus Orangen

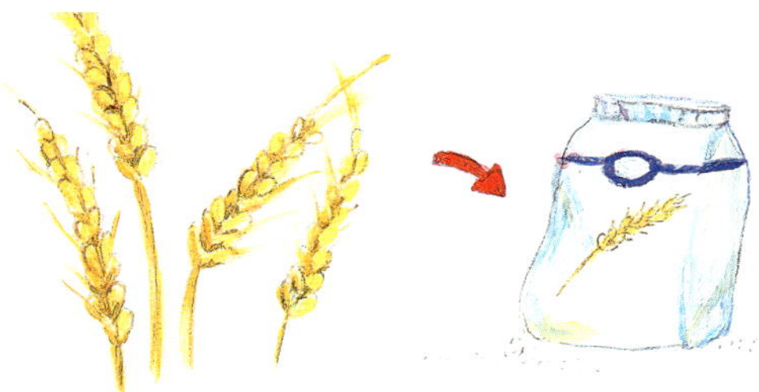

Mehl aus Getreide

- Such dir in der Küche ein paar Lebensmittel, zum Beispiel Popcorn, Ketchup, Butter, Senf, Schokoküsse.
- Weißt du, wo sie herkommen oder wie sie gemacht werden?
- Mit deiner Mama oder deinem Papa kannst du im Kinderlexikon nachschlagen oder im Jnternet bei Wikipedia schauen.
- Denk dir für deine Freunde ein Quiz aus. Ob sie wissen, dass in Schokoküssen viel Eiweiß steckt?

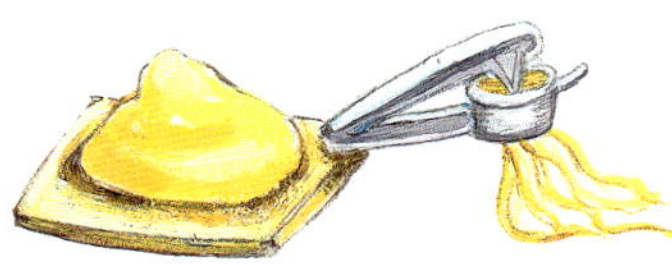

Spaghetti aus Nudelteig

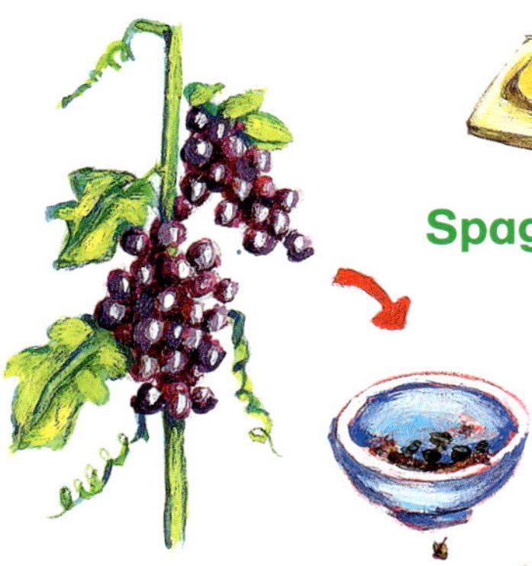

Rosinen aus Weintrauben

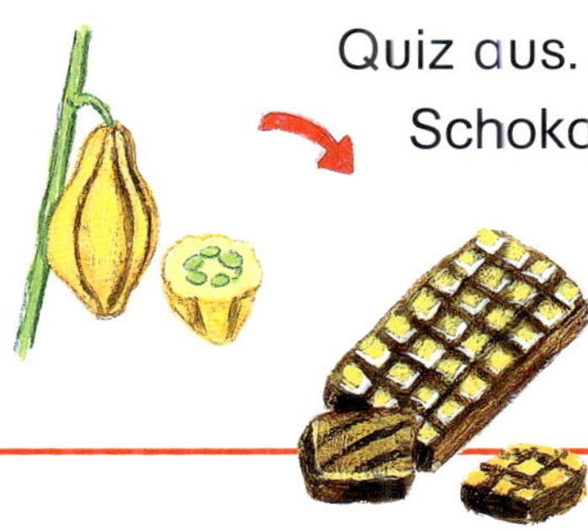

Schokolade aus Kakaobohnen

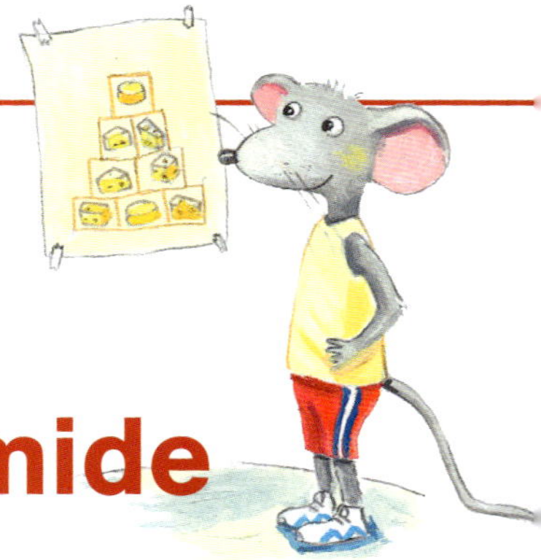

Gesund-und-lecker-Pyramide

● Ernährungswissenschaftler haben sich einen guten Essensplan für Kinder ausgedacht. Er sieht aus wie eine Pyramide.

• Schau, wovon du viel und wovon du weniger essen solltest. Wenn du dich daran hältst, bekommt dein Körper alles, was er braucht.

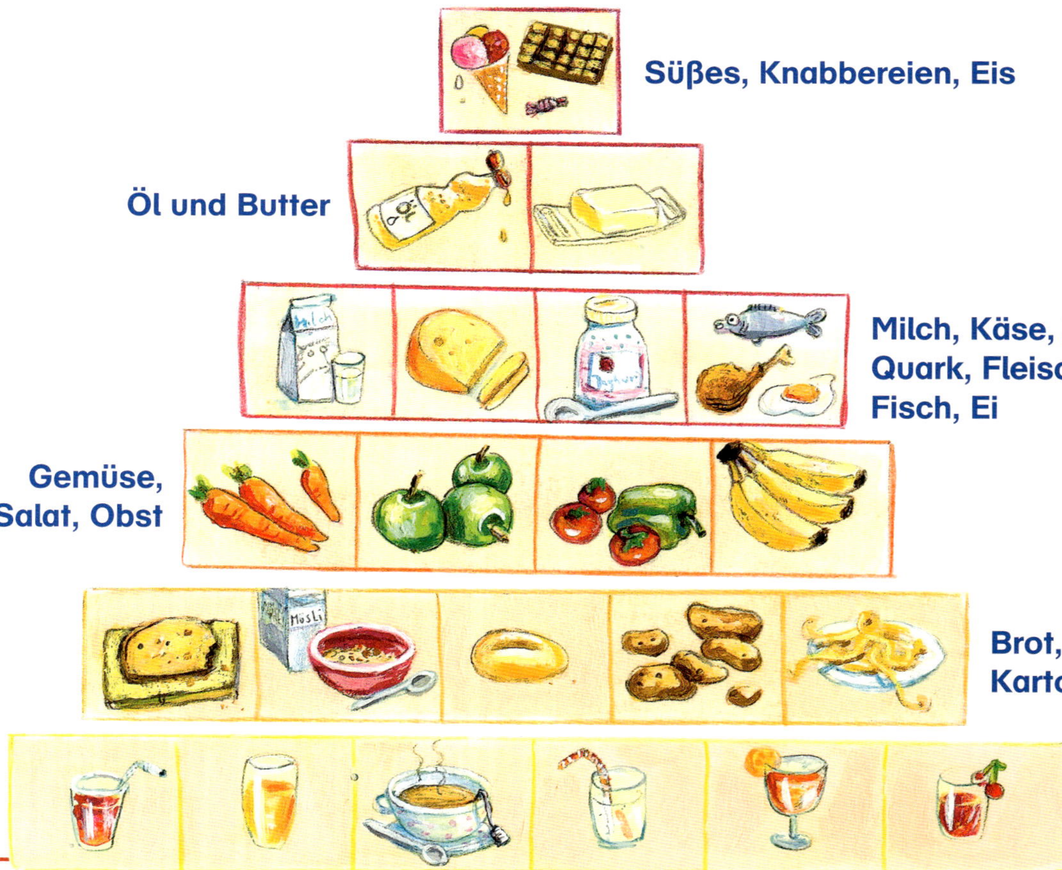

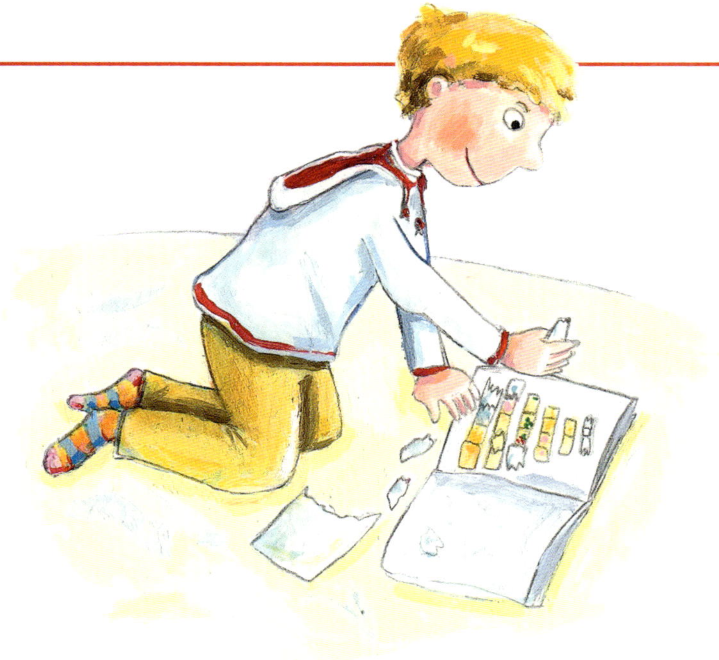

- Wie ist das bei dir? Was hast du heute gegessen und getrunken? Auf die Felder der Pyramide kannst du Papierschnipsel legen. Welche Felder bleiben übrig?

- Male eine Pyramide mit dem, was du gerne isst und trinkst. Aber Eis bei Obst gilt nicht. Du kannst deine Pyramide in die Küche hängen. Vielleicht kommt bald eine Papapyramide oder eine Mamapyramide dazu.

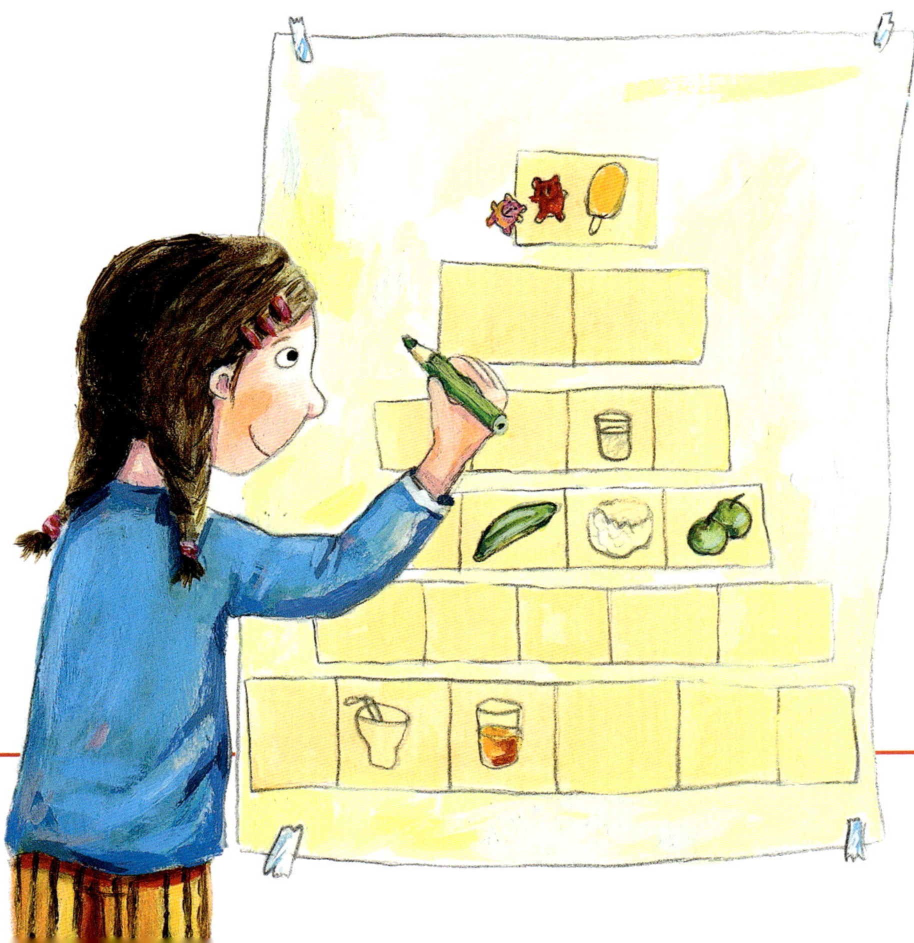

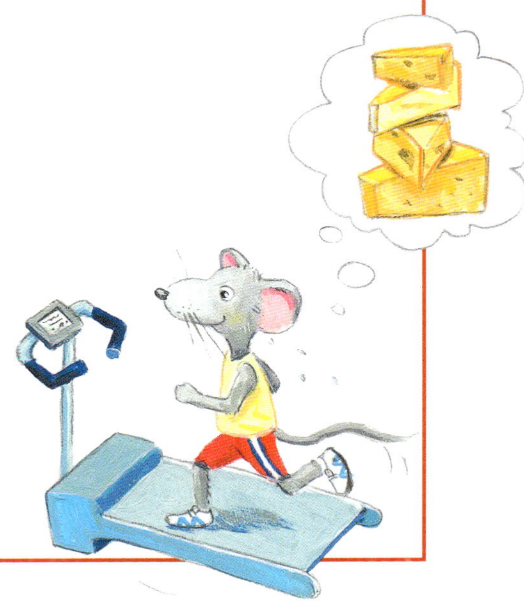

SPiELEN & LERNEN

Jn der „SPiELEN & LERNEN“-Förderreihe sind bereits folgende Titel erschienen:

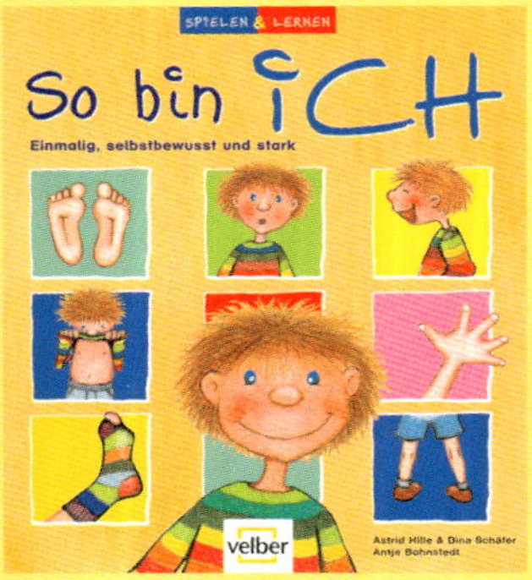

So bin ich – Einmalig, selbstbewusst und stark

JSBN 978-3-86613-244-3

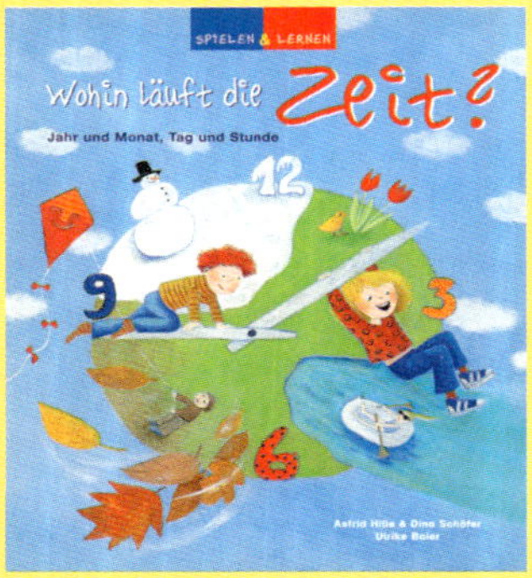

Wohin läuft die Zeit? – Jahr und Monat, Tag und Stunde

JSBN 978-3-86613-245-0

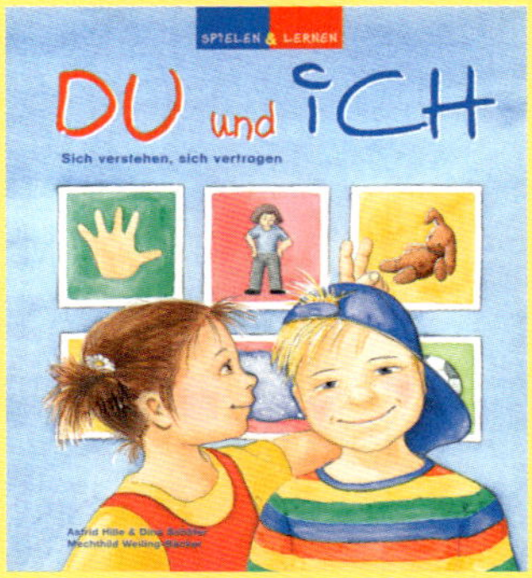

Du und ich – Sich verstehen, sich vertragen

JSBN 978-3-89858-246-9

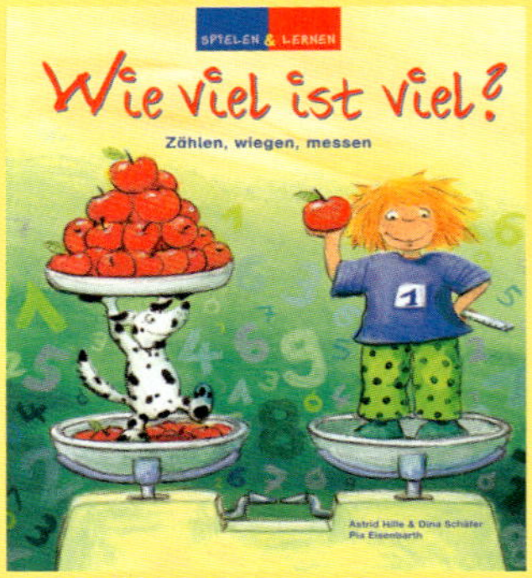

Wie viel ist viel? Zählen, wiegen, messen

JSBN 978-3-86613-247-4

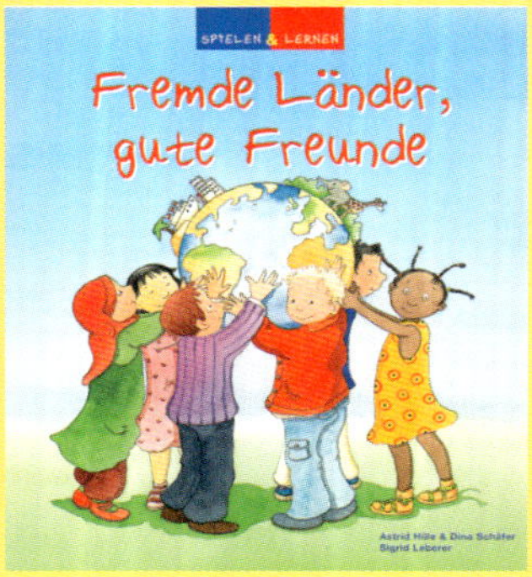

Fremde Länder, gute Freunde

JSBN 978-3-86613-273-3

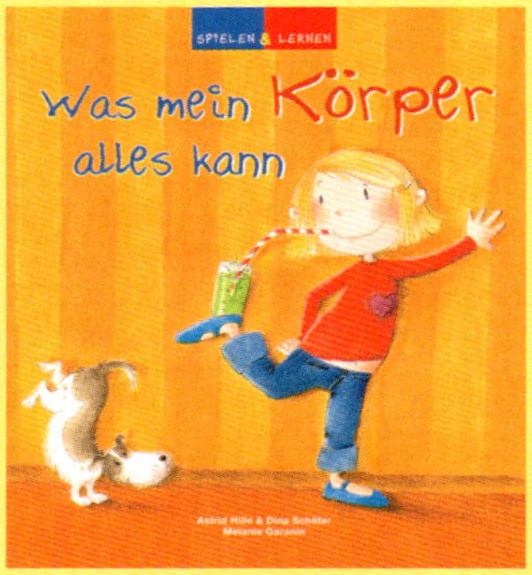

Was mein Körper alles kann

JSBN 978-3-89858-272-8

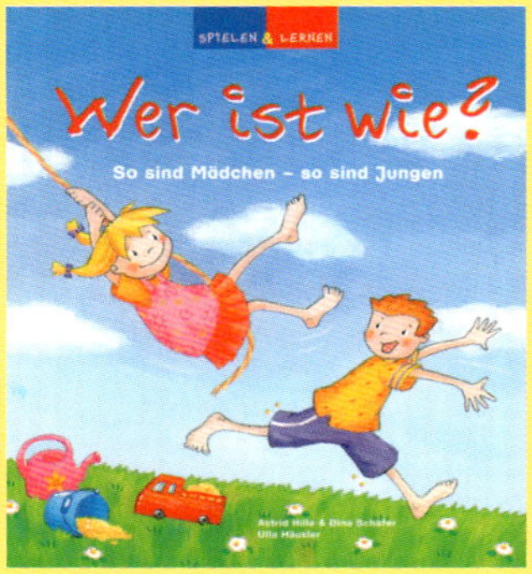

Wer ist wie? – So sind Mädchen – so sind Jungen

JSBN 978-3-89858-284-1

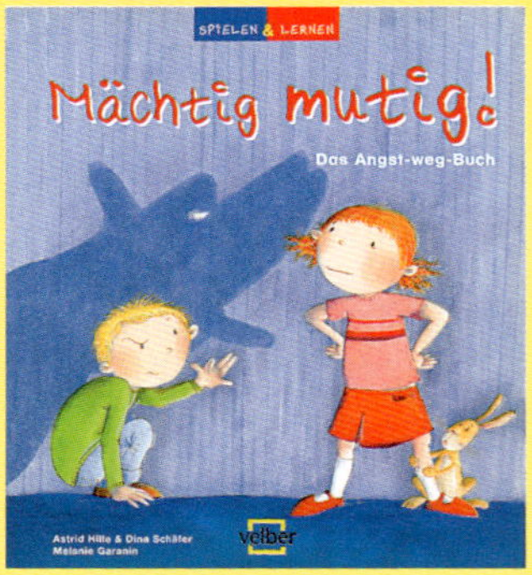

Mächtig mutig! Das Angst-weg-Buch

JSBN 978-3-86613-285-6

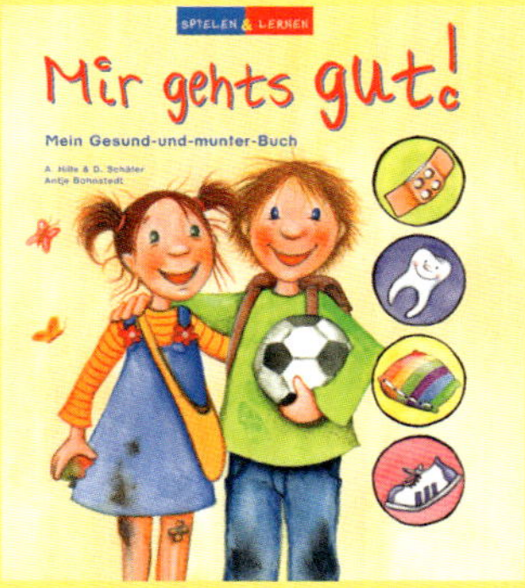

Mir gehts gut! Mein Gesund-und-munter-Buch

JSBN 978-3-86613-298-6

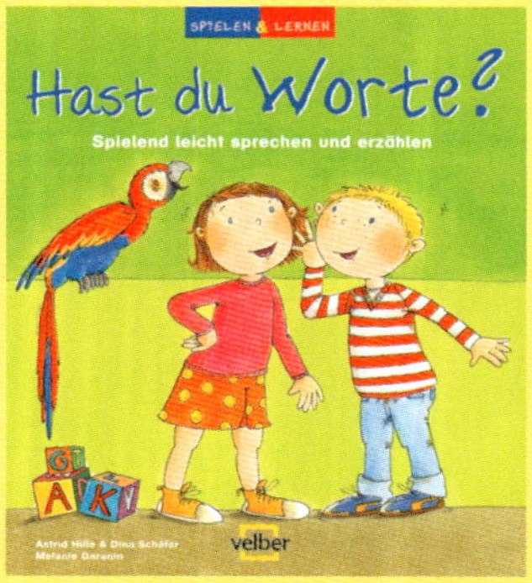

Hast du Worte? – Spielend leicht sprechen und erzählen

JSBN 978-3-86613-299-3

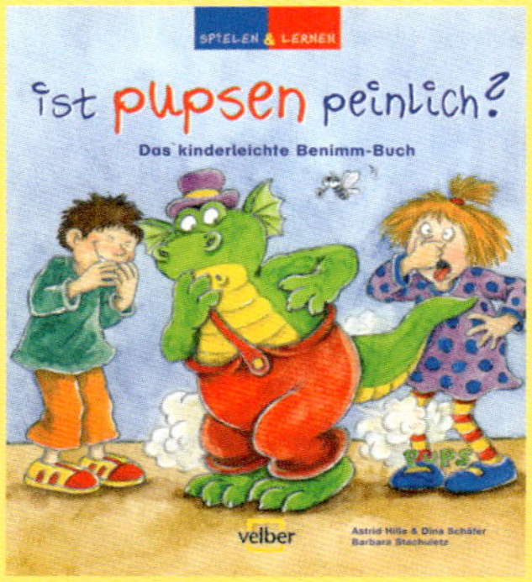

Jst pupsen peinlich? Das kinderleichte Benimm-Buch

JSBN 978-3-86613-510-9

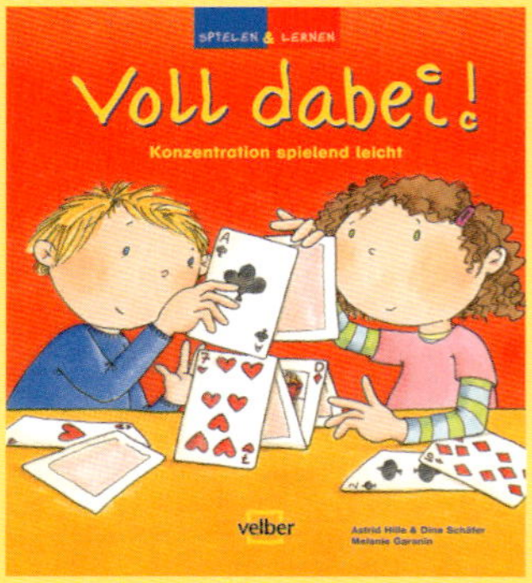

Voll dabei! – Konzentration spielend leicht

JSBN 978-3-86613-511-6